临床常见内科疾病治疗与护理

闵庆红　何金芳　刘水仙
冯启亲　牛慧芳　王春忠　主编

汕头大学出版社

图书在版编目（CIP）数据

临床常见内科疾病治疗与护理 / 闵庆红等主编 .
汕头：汕头大学出版社，2024. 5. -- ISBN 978-7-5658-
5315-9

Ⅰ．R5；R473.5

中国国家版本馆 CIP 数据核字第 2024BD9447 号

临床常见内科疾病治疗与护理
LINCHUANG CHANGJIAN NEIKE JIBING ZHILIAO YU HULI

主　　编：闵庆红　何金芳　刘水仙　冯启亲　牛慧芳　王春忠
责任编辑：陈　莹
责任技编：黄东生
封面设计：刘梦杏
出版发行：汕头大学出版社
　　　　　广东省汕头市大学路 243 号汕头大学校园内　邮政编码：515063
电　　话：0754-82904613
印　　刷：廊坊市海涛印刷有限公司
开　　本：710mm×1000mm　1/16
印　　张：11.25
字　　数：190 千字
版　　次：2024 年 5 月第 1 版
印　　次：2024 年 7 月第 1 次印刷
定　　价：88.00 元
ISBN 978-7-5658-5315-9

编委会

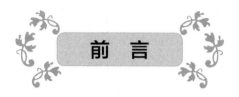

前　言

随着医学基础理论的不断发展，辅助诊断技术的日益增多，治疗方案和药物选择的余地也就愈来愈广。然而，医师在临床工作中的首要任务，就是以最适应特定病例、特点情况的原则，在短时间内就诊断和治疗做出最佳决策，这些对临床医师的工作提出了新的、更高的要求。常言道："三分治疗，七分护理。"这句话虽然并不十分准确，但反映了护理工作的重要地位。在医疗过程中，护士与患者的接触时间相对最长，护理工作的特殊地位使护士在构建和谐医患关系中起着不可替代的作用。因此，护理工作在医院和患者、医生和患者之间均起着桥梁和纽带的作用。本书系统地总结了常见疾病的诊疗方案，并强调对疾病的整体护理，旨在帮助基层医务工作者，特别是主治医师及时诊断和规范化治疗疾病，以最大限度解除病人的痛苦及挽救患者生命。

本书围绕"临床常见内科疾病治疗与护理"这一主题，以呼吸系统疾病、消化系统疾病、神经系统疾病、泌尿系统疾病和血液系统疾病的治疗与护理为例，诠释了临床常见内科疾病的临床表现、治疗方法、护理措施等内容，以期为读者理解与践行临床常见内科疾病治疗与护理提供有价值的参考和借鉴。本书将临床诊疗与护理实践相结合，全书结构合理、层次清晰，内容融入了许多新知识、新观点、新方法。在写作过程中，笔者参阅了较多有关的文献资料，在此对相关作者表示衷心的感谢。

本书虽经反复修改和审阅，但鉴于笔者的水平有限，仍可能存在疏漏和不足之处，敬请各位读者批评指正。

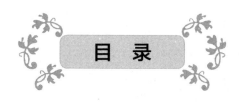

目 录

第一章　呼吸系统疾病的治疗与护理

第一节　急性上呼吸道感染

急性上呼吸道感染简称上感，是鼻腔、咽或喉部急性炎症的总称。常见病原体为病毒，少数由细菌引起。本病具有较强的传染性，多数预后良好，少数可引起严重并发症。

本病全年均可发生，冬春季多发。可通过含有病毒的飞沫或被污染的手和用具传播，多为散发，但在气候突然变化时可引起局部小规模的流行。由于病毒表面抗原易发生变异，产生新的亚型，不同亚型之间无交叉免疫，因此同一个人1年内可多次发病。

一、临床表现

根据病因和临床表现不同，可分为不同的类型。

(一) 普通感冒

普通感冒俗称"伤风"，以鼻咽部卡他症状为主要临床表现，故又称急性鼻炎或上呼吸道卡他。成人多为鼻病毒所致，好发于冬春季节。

本病起病较急，初期出现咳嗽、咽干、咽痒或烧灼感，甚至鼻后滴漏感，继而出现鼻塞、喷嚏、流涕，2~3天后清水样鼻涕变稠，可伴有咽痛、呼吸不畅、流泪、头痛、声嘶等，如引起咽鼓管炎可出现听力减退。患者一般无发热及全身症状，严重者有发热、轻度畏寒和头痛等。如无并发症，经5~7天后痊愈。体检可见鼻腔黏膜充血、水肿、有分泌物和咽部轻度充血等体征。

(二) 以咽喉炎为主要表现的上呼吸道感染

1.急性病毒性咽炎

急性病毒性咽炎常由鼻病毒、腺病毒、副流感病毒和呼吸道合胞病毒等引起，多发于冬春季节。临床表现为咽部发痒和烧灼感，咽痛不明显；腺病毒感染时可伴有眼结膜炎。体检可见咽部明显充血、水肿，颌下淋巴结肿大，可有触痛。

2.急性病毒性喉炎

急性病毒性喉炎由鼻病毒、流感病毒、副流感病毒和腺病毒等所致，以声音嘶哑、讲话困难、咳嗽伴有咽喉疼痛为特征，常有发热。体检可见喉部水肿、充血、局部淋巴结轻度肿大伴触痛，有时可闻及喉部喘息声。

3.急性疱疹性咽峡炎

急性疱疹性咽峡炎主要由柯萨奇病毒 A 所致，夏季好发，多见于儿童。临床表现为明显咽痛、发热，病程约为 1 周。体检时可见咽部充血，软腭、腭垂、咽及扁桃体表面有灰白色疱疹及浅溃疡，周围有红晕。

4.急性咽结膜炎

急性咽结膜炎常为腺病毒和柯萨奇病毒等引起。常发生于夏季，由游泳传播，儿童多见，病程 4~6 天。临床表现有发热、咽痛、畏光、流泪等。体检可见咽部及结膜明显充血。

5.急性咽扁桃体炎

急性咽扁桃体炎多由溶血性链球菌引起，其次由流感嗜血杆菌、肺炎球菌、葡萄球菌等引起。起病急，有明显咽痛、畏寒、发热，体温可达39℃以上。体检可见咽部明显充血，扁桃体肥大、充血，表面有脓性分泌物，颌下淋巴结肿大伴压痛。

(三) 并发症

急性上呼吸道感染如未予及时恰当的治疗，部分患者可并发急性鼻窦炎、中耳炎、气管支气管炎。以咽炎为表现的上呼吸道感染中，部分患者可继发溶血性链球菌感染引起的风湿热、肾小球肾炎，少数患者可并发病毒性心肌炎，应予以警惕。

二、诊断

根据鼻咽部的症状和体征，结合血常规结果以及胸部 X 线检查阴性可做出临床诊断。必要时可借助病毒分离、血清学检查和细菌培养等明确病原体。

三、治疗

对于呼吸道病毒感染，尚无特异的治疗药物。一般以对症处理为主，辅以中医治疗，并防治继发细菌感染。

（一）病因治疗

普通感冒和单纯的病毒感染不必应用抗菌药物，如并发细菌感染，可尝试经验用药，常选用青霉素类、头孢菌素、大环内酯类抗菌药物口服，极少需要根据病原菌和药敏试验选用抗菌药物。存在免疫缺陷的病毒感染者，可考虑早期应用抗病毒药物。广谱抗病毒药利巴韦林对流感病毒、呼吸道合胞病毒等均有较强的抑制作用。

（二）对症治疗

头痛、发热、全身肌肉酸痛者可给予解热镇痛药；鼻塞可用 1% 麻黄碱滴鼻；频繁喷嚏、流涕给予抗过敏药；咽痛时口含清咽滴丸等药或做咽喉药物雾化治疗；对干咳明显者可用喷托维林等镇咳药。

四、护理措施

（一）病情观察

观察生命体征及主要症状，尤其是体温、咽痛、咳嗽等的变化。

（二）环境与休息

保持室内温度、湿度适宜和空气流通，症状较轻者应适当休息，病情较重或年老者卧床休息为主。

(三) 饮食护理

选择清淡、富含维生素、易消化的食物，并保证足够热量。发热者应适当增加饮水量。

(四) 口腔护理

进食后漱口或按时给予口腔护理，防止口腔感染。

(五) 防止交叉感染

注意隔离患者，减少探视，避免交叉感染。指导患者咳嗽或打喷嚏时应避免对着他人，并用双层纸巾捂住口鼻。患者使用的餐具、痰盂等用品应按规定及时消毒。

(六) 用药护理

遵医嘱用药且注意观察药物的疗效及不良反应。为减轻马来酸氯苯那敏或苯海拉明等抗过敏药的头晕、嗜睡等不良反应，宜指导患者在临睡前服用，并告知驾驶员和高空作业者应避免使用。

第二节　慢性肺源性心脏病

肺源性心脏病简称肺心病，指由于支气管肺组织、胸廓或肺血管病变引起肺血管阻力增加，产生肺动脉高压，继而右心室结构和／或功能改变的疾病。根据起病缓急和病程长短，可分为急性肺心病和慢性肺心病两类，急性肺心病常见于急性大面积肺栓塞，本节重点论述慢性肺心病。

慢性肺心病是常见的呼吸系统疾病。《中国心血管健康与疾病报告2020》显示，我国肺心病患者有500万。慢性肺心病的患病率存在地区差异，北方地区高于南方地区，农村高于城市。患病率随年龄增高而增加，吸烟者比不吸烟者患病率明显增多，男女无明显差异。冬春季节和气候骤变时，易出现急性发作。

一、临床表现

(一)肺、心功能代偿期

1. 症状

COPD 患者可有咳嗽、咳痰、气促，活动后可有心悸、呼吸困难、乏力和劳动耐力下降，少有胸痛或咯血。

2. 体征

原发肺脏疾病体征，可有不同程度的发绀和肺气肿体征，可见肺动脉高压和右室扩大的体征。

(二)肺、心功能失代偿期

1. 呼吸衰竭

（1）症状：呼吸困难加重，夜间为甚，常有头痛、失眠、食欲下降、白天嗜睡，甚至出现表情淡漠、神志恍惚、谵妄等肺性脑病的表现。

（2）体征：明显发绀，球结膜充血、水肿，严重时可有视网膜血管、视盘水肿等颅内压增高的表现。腱反射减弱或消失，出现病理反射。因高碳酸血症可出现周围血管扩张的表现，如皮肤潮红、多汗。

2. 右心衰竭

（1）症状：明显气促、心悸、食欲缺乏、腹胀、恶心等。

（2）体征：发绀明显，颈静脉怒张，心率增快，可出现心律失常，剑突下可闻及收缩期杂音，甚至出现舒张期杂音。肝大并有压痛，肝颈静脉反流征阳性，下肢水肿，重者可有腹水。

(三)并发症

肺性脑病、电解质及酸碱平衡紊乱、心律失常、休克、消化道出血和弥散性血管内凝血等。

二、诊断

根据患者有 COPD 或慢性支气管炎、肺气肿病史，或其他胸肺疾病病史，并出现肺动脉压增高、右心室增大或右心功能不全的征象，可做出诊断。

三、治疗

（一）肺、心功能代偿期

可采用综合治疗措施，延缓基础疾病进展，增强患者的免疫功能，预防感染，减少或避免急性加重，加强康复锻炼和营养，必要时长期家庭氧疗或家庭无创呼吸机治疗等。

（二）肺、心功能失代偿期

治疗原则为积极控制感染，保持呼吸道通畅，改善呼吸功能，纠正缺氧和二氧化碳潴留，控制呼吸衰竭和心力衰竭，处理并发症。

1. 控制感染

参考痰培养及药敏试验选择抗生素。没有培养结果时，根据感染的环境及痰涂片结果选用抗生素。常用青霉素类、氨基糖苷类、喹诺酮类或头孢菌素类药物。注意继发真菌感染的可能。

2. 控制呼吸衰竭

使用支气管舒张药和祛痰药、吸痰、通畅呼吸道，改善通气功能。合理氧疗。需要时给予无创正压通气或气管插管有创正压通气治疗。

3. 控制心力衰竭

慢性肺心病患者一般经积极控制感染，改善呼吸功能、纠正缺氧和二氧化碳潴留后，心力衰竭便能得到改善，患者尿量增多、水肿消退，不需常规使用利尿药和正性肌力药。但病情较重或经上述治疗无效的患者，可适当选用利尿药、正性肌力药或扩血管药物。

（1）利尿药：具有消除水肿、减少血容量、减轻右心前负荷的作用。原则上选用作用温和的利尿药，联合保钾利尿药，宜短期、小剂量使用。如氢氯噻嗪25mg，每天1~3次；联用螺内酯20~40mg，每天1~2次。应用利尿药易出现低钾、低氯性碱中毒，痰液黏稠不易排痰和血液浓缩，应注意预防。

（2）正性肌力药：由于慢性缺氧和感染，慢性肺心病患者对洋地黄类药物耐受性低，容易中毒，出现心律失常。原则上选用作用快、排泄快的洋地黄类药物，小剂量（常规剂量的 1/2 或 2/3 量）静脉给药。用药前注意纠正缺氧，防治低钾血症，以免发生药物毒性反应。

四、护理措施

（一）活动耐力下降

与心、肺功能减退有关。

1. 休息与活动

让患者了解充分休息有助于心肺功能的恢复，在心肺功能失代偿期，应绝对卧床休息，协助采取舒适体位，如半卧位或坐位，以减少机体耗氧量，促进心肺功能的恢复，减慢心率和减轻呼吸困难。代偿期以力力而行、循序渐进为原则，鼓励患者进行适量活动，活动量以不引起疲劳、不加重症状为度。对于卧床患者，应协助定时翻身、变换姿势。依据患者的耐受能力指导患者在床上进行缓慢的肌肉松弛活动，如上肢交替前伸、握拳，下肢交替抬离床面，使肌肉保持紧张 5 秒后，松弛平放床上。鼓励患者进行呼吸功能锻炼，提高活动耐力。指导患者采取既有利于气体交换又能节省能量的姿势，如站立时，背倚墙，使膈肌和胸廓松弛，全身放松。坐位时凳高合适，两足正好平放在地，身体稍向前倾，两手摆在双腿上或趴在小桌上，桌上放软枕，使患者胸椎与腰椎尽可能在一直线上。卧位时抬高床头，并略抬高床尾，使下肢关节轻度屈曲。

2. 病情观察

观察患者的生命体征及意识状态，注意有无发绀和呼吸困难及其严重程度，定期监测动脉血气分析，观察有无右心衰竭的表现，密切观察患者有无头痛、烦躁不安、神志改变等。

（二）体液过多

与心排血量减少、肾血流灌注量减少有关。

1. 饮食护理

给予高纤维素、易消化清淡饮食，防止因便秘、腹胀而加重呼吸困难。避免含糖高的食物，以免引起痰液黏稠。如患者出现水肿、腹水或尿少时，应限制钠、水摄入，钠盐 < 2g/d、水分 < 1500mL/d、蛋白质 1.0 ~ 1.5g/（kg·d），因碳水化合物可增加二氧化碳生成量，增加呼吸负担，故碳水化合物摄入一般不超过总热量的 60%。少食多餐，减少用餐时的疲劳，进餐前后漱口，保持口腔清洁，促进食欲。必要时遵医嘱静脉补充营养。

2. 用药护理

①对二氧化碳潴留、呼吸道分泌物多的重症患者慎用镇静药、麻醉药、催眠药，如必须用药，使用后注意观察是否有抑制呼吸和咳嗽反射减弱的情况。②应用利尿药后易出现低钾、低氯性碱中毒而加重缺氧，过度脱水引起血液浓缩、痰液黏稠不易排出等不良反应，应注意观察及预防。使用排钾利尿药时，督促患者遵医嘱补钾。利尿药尽可能在白天给药，避免夜间频繁排尿而影响患者睡眠。③使用洋地黄类药物时，应询问有无洋地黄用药史，遵医嘱准确用药，注意观察药物毒性反应。④应用血管扩张药时，注意观察患者心率及血压情况。血管扩张药在扩张肺动脉的同时也扩张体循环动脉，往往造成血压下降，反射性心率增快、PaO_2 下降、$PaCO_2$ 升高等不良反应。⑤使用抗生素时，注意观察感染控制的效果、有无继发性感染。

3. 皮肤护理

注意观察全身水肿情况、有无压力性损伤。因慢性肺心病患者常有营养不良和身体下垂部位水肿，若长期卧床，极易发生压力性损伤。指导患者穿宽松、柔软的衣服，定时更换体位或使用气垫床。

（三）潜在并发症：肺性脑病

（1）休息与安全：患者绝对卧床休息，呼吸困难者取半卧位，有意识障碍者，予床挡进行安全保护，必要时专人护理。

（2）氧疗护理：持续低流量、低浓度给氧，氧流量 1 ~ 2L/min，浓度在 25% ~ 29%。防止高浓度吸氧抑制呼吸，加重缺氧和二氧化碳潴留。

（3）用药护理：遵医嘱应用呼吸兴奋药，观察药物的疗效和不良反应。出现心悸、呕吐、震颤、惊厥等症状，立即通知医生。

（4）病情观察：定期监测动脉血气分析，密切观察病情变化，出现头痛、烦躁不安、表情淡漠、神志恍惚、精神错乱、嗜睡和昏迷等症状时，及时通知医生并协助处理。

第三节　支气管扩张症

支气管扩张症指急、慢性呼吸道感染和支气管阻塞后，反复发生支气管化脓性炎症，致使支气管壁结构破坏，管壁增厚，引起支气管异常和持久性扩张的一类异质性疾病的总称。临床特点为慢性咳嗽、咳大量脓痰和／或反复咯血。近年来，由于急、慢性呼吸道感染得到恰当治疗，其发病率有下降趋势。我国报道40岁以上人群中支气管扩张症的患病率可达到1.2%。

一、临床表现

（一）症状

1.持续或反复咳嗽、咳（脓）痰

是常见症状。痰液呈黄绿色，为黏液性、黏液脓性或脓性，收集后分层，即上层为泡沫，中间为浑浊黏液，下层为脓性成分，最下层为坏死组织，无明显诱因者常隐匿发病，无或有轻微症状。随着支气管感染加重，或病变累及周围肺实质出现肺炎可出现痰量增多和发热。当支气管扩张症伴急性感染时，可表现为咳嗽、咳脓痰和伴随肺炎。

2.呼吸困难和喘息

提示广泛的支气管扩张或潜在的慢性阻塞性肺疾病。

3.咯血

50%～70%的患者可发生咯血，由于小动脉被侵蚀或增生血管被破坏可引起大咯血。部分患者以反复咯血为唯一症状，称为"干性支气管扩张症"。

（二）体征

气道内有较多分泌物时，体检可闻及湿啰音和干啰音，病变严重尤其伴有慢性缺氧、肺源性心脏病和右心衰竭的患者可出现杵状指和右心衰竭体征。

二、诊断

根据反复咳脓痰、咯血病史和既往有诱发呼吸道反复感染病史，胸部高分辨率 CT 显示支气管扩张的影像学改变，可明确诊断。

三、治疗

（一）治疗基础疾病

对活动性肺结核伴有支气管扩张症应积极抗结核治疗，低免疫球蛋白血症可用免疫球蛋白替代治疗。

（二）控制感染

出现急性感染征象如痰量增多或脓性成分增加需应用抗感染药物。急性加重期开始抗菌药物治疗前应常规送痰培养，并即应开始经验性抗菌药物治疗。无铜绿假单胞菌感染高危因素的患者立即经验性使用对流感嗜血杆菌有活性的药物如氨苄西林 / 舒巴坦、阿莫西林 / 克拉维酸、第二代头孢菌素、第三代头孢菌素（头孢曲松钠、头孢噻肟）、莫西沙星、左氧氟沙星。存在铜绿假单胞菌感染高危因素的患者，可选择具有抗假单胞菌活性的 β - 内酰胺类抗生素（头孢他啶、头孢吡肟、哌拉西林 / 他唑巴坦、头孢哌酮 / 舒巴坦）、碳青霉烯类（亚安培南、美罗培南）、氨基糖苷类、喹诺酮类（环丙沙星或左氧氟沙星），可单独或联合应用。对于慢性咳脓痰患者，可使用疗程更长的抗生素如口服阿莫西林或吸入氨基糖苷类药物，以及间断并规则使用单一抗生素或轮换使用抗生素。支气管扩张症患者容易合并曲霉的定植和感染，曲霉的侵袭性感染治疗一般选择伏立康唑。

（三）改善气流受限

支气管扩张症患者应常规随访肺功能的变化。应用长效支气管舒张药可改善气流受限并帮助清除分泌物，伴有气道高反应和可逆性气流受限的患者有一定疗效。

（四）清除气道分泌物

包括物理排痰和化痰药物。物理排痰如体位引流，可配合震动拍击背部协助痰液引流；气道内雾化吸入生理盐水或黏液溶解药（N-乙酰半胱氨酸），有助于痰液的稀释和排出；其他如胸壁震荡、正压通气、主动呼吸训练等合理使用。药物包括黏液溶解药、痰液促排药、抗氧化药等，N-乙酰半胱氨酸具有较强的化痰和抗氧化作用。

（五）免疫调节剂

使用一些促进呼吸道免疫增强的药物如细菌细胞壁裂解产物可以减少支气管扩张症的急性发作。

（六）咯血的治疗

反复咯血的患者，出血量少，可对症治疗或口服卡巴克洛、云南白药；中等出血量者，可静脉给予垂体后叶素或酚妥拉明；出血量大、经内科治疗无效者，可考虑介入栓塞或手术治疗。使用垂体后叶素需要注意低钠血症的发生。

（七）外科治疗

局限性的支气管扩张症，经充分内科治疗后仍顽固反复发作者，可考虑外科手术切除病变组织。如大出血来自增生的支气管动脉，经保守治疗不能缓解仍反复大咯血且病变局限者，可考虑手术治疗。

四、护理措施

（一）清理呼吸道无效

与痰多黏稠、无效咳嗽有关。

1. 环境与休息

保持室内空气流通，维持适宜的温湿度，急性感染或病情严重者应卧床休息，注意保暖。

2. 饮食护理

提供高热量、高蛋白质、富含维生素饮食，避免冰冷食物诱发咳嗽，少食多餐。指导患者在咳痰后及进食前后用清水或漱口液漱口，保持口腔清洁，促进食欲。鼓励患者多饮水，每天 1500mL 以上，以提供充足的水分，使痰液稀释，利于排痰。

3. 用药护理

按医嘱使用抗生素、祛痰药和支气管舒张药，指导患者掌握药物的疗效、剂量、用法和不良反应。

4. 体位引流

利用重力作用促使呼吸道分泌物流入气管、支气管排出体外的方法，其效果与需引流部位所对应的体位有关。

（1）引流前准备：向患者解释体位引流的目的、过程和注意事项，测量生命体征，听诊肺部，明确病变部位。引流前 15 分钟遵医嘱给予支气管舒张药（有条件可使用雾化器或手按定量吸入器）。备好排痰用纸巾或一次性容器。

（2）引流体位：引流体位的选择取决于分泌物潴留的部位和患者的耐受程度，原则上抬高病灶部位的位置，使引流支气管开口向下，有利于潴留的分泌物随重力作用流入支气管和气管排出。首先引流上叶，然后引流下叶后基底段。如果患者不能耐受，应及时调整姿势。头部外伤、胸部创伤、咯血、严重心血管疾病和状况不稳定的患者，不宜采用头低位进行体位引流。

（3）引流时间：根据病变部位、病情和患者状况，每天 1~3 次，每次 15~20 分钟。一般于饭前进行，早晨清醒后立即进行效果最好。如需在餐后进行，为了预防胃食管反流、恶心和呕吐等不良反应，应在餐后 1~2 小时进行。

（4）引流的观察：引流时应有护士或家人协助，观察患者有无出汗、脉搏细弱、头晕、疲劳、面色苍白等表现，评估患者对体位引流的耐受程度，如患者出现心率＞120 次／分、心律失常、高血压、低血压、眩晕或发绀，应立即停止引流并通知医生。

（5）引流的配合：在体位引流过程中，鼓励并指导患者做腹式深呼吸，辅以胸部叩击或震荡等措施。协助患者在保持引流体位时进行咳嗽，也可取坐位以产生足够的气流促进排痰，提高引流效果。

（6）引流后护理：体位引流结束后，帮助患者采取舒适体位，给予清水或漱口液漱口。观察患者咳痰的性质、量及颜色，听诊肺部呼吸音的改变，评价体位引流的效果并记录。

5. 病情观察

观察痰液的量、颜色、性质、气味和与体位的关系，痰液静置后是否有分层现象，记录24小时痰液排出量。观察咯血的颜色、性质及量。病情严重者需观察患者缺氧情况，是否有发绀、气促等表现。注意患者有无发热、消瘦、贫血等全身症状。

（二）潜在并发症

大咯血、窒息。

1. 休息与体位

小量咯血者以静卧休息为主；大量咯血患者应绝对卧床休息，尽量避免搬动。取患侧卧位，可减少患侧胸部的活动度，既防止病灶向健侧扩散，同时有利于健侧肺的通气功能。

2. 饮食护理

大量咯血者应禁食，小量咯血者宜进少量温、凉流质饮食，因过冷或过热食物均易诱发或加重咯血。多饮水，多食富含纤维素食物，以保持排便通畅，避免排便时腹压增加而引起再度咯血。

3. 对症护理

安排专人护理并安慰患者。保持口腔清洁，咯血后为患者漱口、擦净血迹，防止因口咽部异物刺激引起剧烈咳嗽而诱发咯血。及时清理患者咯出的血块及污染的衣物、被褥，有助于稳定情绪、增加安全感，避免因精神过度紧张而加重病情。对精神极度紧张、咳嗽剧烈的患者，可建议给予小剂量镇静药或镇咳药。

4. 保持呼吸道通畅

痰液黏稠无力咳出者，可经鼻腔吸痰。重症患者在吸痰前后应适当提高吸氧浓度，避免吸痰引起低氧血症。指导并协助患者将气管内痰液和积血轻轻咳出，保持气道通畅。咯血时轻轻拍击健侧背部，嘱患者不要屏气，以免诱发喉头痉挛，使血液引流不畅形成血块，导致窒息。

5. 用药护理

（1）垂体后叶素可收缩小动脉，减少肺血流量，从而减轻咯血。但也能引起子宫、肠道平滑肌收缩和冠状动脉收缩，故冠心病、高血压患者及孕妇忌用。静脉滴注时速度勿过快，以免引起恶心、便意、心悸、面色苍白等不良反应。

（2）年老体弱、肺功能不全者在应用镇静药和镇咳药后，应注意观察呼吸中枢和咳嗽反射受抑制情况，以早期发现因呼吸抑制导致的呼吸衰竭和不能咯出血块而发生窒息。

6. 窒息的抢救

对大咯血及意识不清的患者，应在病床旁备好急救设备，一旦患者出现窒息征象，应立即取头低脚高45°俯卧位，头偏向一侧，轻拍背部，迅速排出在气道和口咽部的血块，或直接刺激咽部以咳出血块。必要时用吸痰管进行负压吸引。给予高浓度吸氧。做好气管插管或气管切开的准备与配合工作，以解除呼吸道阻塞。

7. 病情观察

密切观察患者咯血的量、颜色、性质及出血的速度，观察生命体征及意识状态的变化，有无胸闷、气促、呼吸困难、发绀、面色苍白、出冷汗、烦躁不安等窒息征象；有无阻塞性肺不张、肺部感染及休克等并发症的表现。

第四节　支气管哮喘

支气管哮喘简称哮喘，是一种以慢性气道炎症和气道高反应性为特征的异质性疾病。包括气道慢性炎症、气道对多种刺激因素呈现的高反应性、多变的可逆性气流受限和气道重塑等主要特征。临床表现为反复发作的喘息、气急、胸闷或咳嗽等症状，多于夜间及凌晨发作或加重，多数患者可自行或治疗后缓解。根据全球和我国哮喘防治指南提供的资料，经过长期规范化治疗和管理，80%以上的患者可以达到哮喘的临床控制。

一、临床表现

(一) 症状

典型表现为发作性伴有哮鸣音的呼气性呼吸困难，可伴有气促、胸闷或咳嗽。夜间及凌晨发作或加重是哮喘的重要临床特征。症状可在数分钟内发作，并持续数小时至数天，经平喘药物治疗后缓解或自行缓解。哮喘的具体临床表现形式及严重程度在不同时间表现为多变性。有些患者尤其青少年，其哮喘症状在运动时出现，称为运动性哮喘。此外，临床上还存在没有喘息症状的不典型哮喘，表现为发作性咳嗽、胸闷或其他症状。不典型哮喘以咳嗽为唯一症状称为咳嗽变异性哮喘，以胸闷为唯一症状称为胸闷变异性哮喘。

(二) 体征

哮喘发作时的典型体征为双肺可闻及广泛的哮鸣音，呼气音延长。但非常严重的哮喘发作时，哮鸣音反而减弱，甚至完全消失，表现为"沉默肺"，是病情危重的表现。因为非发作期体检可无异常，未闻及哮鸣音，不能排除哮喘。

(三) 并发症

严重发作时可并发气胸、纵隔气肿、肺不张，长期反复发作或感染可致慢性并发症如慢性阻塞性肺疾病、支气管扩张症和肺源性心脏病。

二、诊断

(一) 诊断标准

1. 典型哮喘的临床症状和体征

(1) 反复发作喘息、气急、胸闷或咳嗽，夜间及晨间多发，多与接触变应原、冷空气、理化刺激以及病毒性上呼吸道感染、运动等有关。

(2) 发作时在双肺可闻及散在或弥漫性哮鸣音，呼气相延长。

（3）上述症状和体征可经治疗缓解或自行缓解。

2. 可变气流受限的客观检查

（1）支气管激发试验阳性。

（2）支气管舒张试验阳性。

（3）平均每天 PEF 变异率＞10%或 PEF 周变异率＞20%。

符合上述症状和体征，同时具备可变气流受限客观检查中的任意一条，并排除其他疾病所引起的喘息、气急、胸闷和咳嗽，可以诊断为哮喘。

咳嗽变异性哮喘：指咳嗽作为唯一或主要症状，无喘息、气急等典型哮喘症状，同时具备可变气流受限客观检查中的任意一条，并排除其他疾病所引起的咳嗽。

（二）哮喘的分期及控制水平分级

哮喘可分为急性发作期、慢性持续期和临床缓解期。

1. 急性发作期

指喘息、气急、胸闷或咳嗽等症状突然发生或加重，伴有呼气流量降低，常因接触变应原等刺激物质或治疗不当所致。哮喘急性发作时严重程度可分为轻度、中度、重度和危重 4 级。

轻度：步行或上楼时气短，可有焦虑，呼吸频率轻度增加，闻及散在哮鸣音，肺通气功能和血气检查正常。

中度：稍事活动感气短，讲话常有中断。时有焦虑，呼吸频率增加，可有"三凹征"，哮鸣音响亮而弥漫，心率增快，可出现奇脉，使用支气管舒张药后 PEF 占预计值60%～80%，SaO_2 为 91%～95%。

重度：休息时感气短，端坐呼吸，只能发单字讲话，常有焦虑和烦躁，大汗淋漓，呼吸频率＞30 次 / 分，常有"三凹征"，哮鸣音响亮而弥漫，心率＞120 次 / 分，奇脉，使用支气管舒张药后 PEF 占预计值＜60%或绝对值＜100L/min，或作用时间＜2 小时，PaO_2＜60mmHg，$PaCO_2$＞45mmHg，SaO_2≤90%，pH 可降低。

危重：患者不能讲话，嗜睡或意识模糊，胸腹矛盾运动，哮鸣音减弱甚至消失，脉率变慢或不规则，严重低氧血症和高二氧化碳血症，pH 降低。

2. 慢性持续期

指患者虽然没有哮喘急性发作，但在相当长的时间内仍有不同频度和不同程度的喘息、咳嗽、胸闷等症状，可伴有肺通气功能下降。

3. 临床缓解期

指患者无喘息、气急、胸闷、咳嗽等症状 1 年以上，肺功能正常。

三、治疗

目前哮喘不能根治，但长期规范化治疗可使大多数患者达到良好或完全的临床控制。哮喘治疗的目标是长期控制症状、预防未来风险的发生，即在使用最小有效剂量药物治疗的基础上或不用药物，能使患者与正常人一样生活、工作和学习。

(一) 急性发作期的治疗

治疗目标为尽快缓解气道痉挛，纠正低氧血症，恢复肺功能，预防进一步恶化或再次发作，防治并发症。

1. 轻度

经定剂量吸入器吸入短效 β_2 受体激动剂（SABA），在第 1 小时内每 20 分钟 1~2 喷。随后可调整为每 3~4 小时 1~2 喷。效果不佳时可加服茶碱缓释片，或加用短效抗胆碱药气雾剂吸入。

2. 中度

吸入 SABA，在第 1 小时内可持续雾化吸入。联合应用 SAMA、激素混悬液雾化吸入，也可联合茶碱类药物静注。在控制性药物治疗的基础上发生急性发作，应尽早口服激素，同时吸氧。

3. 重度至危重度

SABA 持续雾化吸入，联合 SAMA、激素混悬液雾化吸入以及茶碱类药物静脉注射，吸氧。尽早静脉应用激素。注意维持水、电解质平衡，纠正酸碱失衡。经上述治疗病情继续恶化者应及时给予机械通气治疗，指征包括呼吸肌疲劳、$PaCO_2 \geq 45mmHg$ 和意识改变。

(二)慢性持续期的治疗

应在评估和监测患者哮喘控制水平的基础上，定期调整哮喘长期治疗方案，以维持患者的控制水平。哮喘长期治疗方案分为5级（见表1-1），以最小量、最简单的联合、不良反应最少、达到最佳哮喘控制为原则，对哮喘患者进行健康教育、有效控制环境和避免诱发因素要贯穿于整个治疗过程。如果使用该级治疗方案不能使哮喘得到控制，治疗方案应该升级直至达到哮喘控制为止。当达到哮喘控制之后并能够维持至少3个月，且肺功能恢复并维持平稳状态，可考虑降级治疗。

表1-1　哮喘长期治疗方案

治疗方案	第1级	第2级	第3级	第4级	第5级
推荐选择控制药	不需使用药物	低剂量ICS	低剂量ICS加LABA	中/高剂量ICS加LABA	加其他治疗，如口服糖皮质激素
其他选择控制药	低剂量ICS	白三烯调节剂低剂量茶碱	中/高剂量ICS低剂量ICS加白三烯调节剂低剂量ICS加茶碱	中/高剂量ICS加LABA加LAMA高剂量ICS加白三烯调节剂高剂量ICS加茶碱	加LAMA加IgE单克隆抗体加IL-5单克隆抗体
缓解药物	按需使用SABA	按需使用SABA	按需使用SABA或低剂量布地奈德/福莫特罗或倍氯米松/福莫特罗		

注：推荐选用的治疗方案，同时考虑患者的实际情况，如经济条件和当地医疗资源等。低剂量ICS指吸入布地奈德（或等效其他ICS）$200\sim400\mu g/d$；中等剂量为$>400\mu g/d$，$\leqslant800\mu g/d$；高剂量为$>800\mu g/d$，$\leqslant1600\mu g/d$。

(三)免疫疗法

分为特异性和非特异性两种。特异性免疫治疗（又称脱敏疗法）是指将诱发哮喘发作的特异性变应原（如螨、花粉、猫毛等）配制成各种不同浓度的提取液，通过皮下注射、舌下含服或其他途径给予对该变应原过敏的患者，提高其对此变应原的耐受性，当再次接触变应原时，不再诱发哮喘发作或发作程度减轻。本法适用于变应原明确，且在严格的环境控制和药物治疗后仍控制不良的哮喘患者，一般需治疗1~2年。非特异性免疫治疗如注射卡介苗及其衍生物、转移因子和疫苗等，有一定的辅助疗效。

四、护理措施

(一) 气体交换受损

1. 环境与体位

有明确过敏原者应尽快脱离，提供安静、舒适、温湿度适宜的环境，保持室内清洁、空气流通。根据病情提供舒适体位，如为端坐呼吸者提供床旁桌支撑，以减少体力消耗。病室不宜摆放花草，避免使用皮毛、羽绒或蚕丝织物等。

2. 饮食护理

大约20%的成年患者和50%的患儿可因不适当饮食而诱发或加重哮喘，应提供清淡、易消化、足够热量的饮食，避免进食硬、冷、油煎食物。若能找出与哮喘发作有关的食物，如鱼、虾、蟹、蛋类、牛奶等，应避免食用。某些食物添加剂如酒石黄和亚硝酸盐可诱发哮喘发作，应当引起注意。有烟酒嗜好者戒烟酒。

3. 口腔与皮肤护理

哮喘发作时，患者常会大量出汗，应每天进行温水擦浴，勤换衣服和床单，保持皮肤的清洁、干燥和舒适。协助并鼓励患者咳嗽后用温水漱口，保持口腔清洁。

4. 缓解紧张情绪

哮喘新近发生和重症发作的患者，通常会出现紧张甚至惊恐不安的情绪，多巡视患者，耐心解释病情和治疗措施，给予心理疏导和安慰，消除过度紧张情绪，对减轻哮喘发作的症状和控制病情有重要意义。

5. 用药护理

观察药物疗效和不良反应。

（1）糖皮质激素：吸入药物治疗的全身性不良反应少，少数患者可出现口腔念珠菌感染和声音嘶哑，指导患者吸药后及时用清水含漱口咽部，选用干粉吸入剂或加用除雾器可减少上述不良反应。口服用药宜在饭后服用，以减少对胃肠道黏膜的刺激。气雾吸入糖皮质激素可减少其口服量，当用吸入剂替代口服剂时，通常需同时使用2周后再逐步减少口服量，指导患者不得自行减量或停药。

（2）SABA：

①指导患者按医嘱用药，不宜长期、单一、大量使用，因为长期应用可引起 β_2 受体功能下降和气道反应性增高，出现耐药性。

②指导患者正确使用雾化吸入器，以保证药物的疗效。

③用药过程中观察有无心悸、骨骼肌震颤、低血钾等不良反应。

（3）茶碱类药物：静脉注射时浓度不宜过高，速度不宜过快，注射时间宜在10分钟以上，以防中毒症状发生。不良反应有恶心、呕吐、心律失常、血压下降及多尿，偶有呼吸中枢兴奋，严重者可致抽搐甚至死亡。由于茶碱的"治疗窗"窄以及茶碱代谢存在较大的个体差异，用药时监测血药浓度可减少不良反应的发生，其安全浓度为 $6 \sim 15 \mu g/mL$。发热、妊娠、小儿或老年人，有心、肝、肾功能障碍及甲状腺功能亢进者不良反应增加。合用西咪替丁、喹诺酮类、大环内酯类药物可影响茶碱代谢而使其排泄减慢，应减少用药量。茶碱缓（控）释片有控释材料，不能嚼服，必须整片吞服。

（4）其他：抗胆碱药吸入后，少数患者可有口苦或口干感。酮替芬有镇静、头晕、口干、嗜睡等不良反应，对高空作业人员、驾驶员、操纵精密仪器者应予以强调。白三烯调节剂的主要不良反应是轻微的胃肠道症状，少数有皮疹、血管性水肿、转氨酶升高，停药后可恢复。

6. 氧疗护理

重症哮喘患者常伴有不同程度的低氧血症，应遵医嘱给予鼻导管或面罩吸氧，吸氧流量为 $1 \sim 3L/min$，吸入氧浓度一般不超过40%。为避免气道干燥和寒冷气流的刺激而导致气道痉挛，吸入的氧气应尽量温暖湿润。在给氧过程中，监测动脉血气分析。如哮喘严重发作，经一般药物治疗无效，或患者出现神志改变、$PaO_2 < 60mmHg$、$PaCO_2 > 50mmHg$ 时，应准备进行机械通气。

7. 病情观察

观察哮喘发作的前驱症状，如鼻咽痒、喷嚏、流涕、眼痒等黏膜过敏症状。哮喘发作时，观察患者意识状态、呼吸频率、节律、深度，是否有辅助呼吸肌参与呼吸运动等，监测呼吸音、哮鸣音变化，监测动脉血气和肺功能情况，了解病情和治疗效果。哮喘严重发作时，如经治疗病情无缓解，需做好机械通气的准备工作。加强对急性期患者的监护，尤其夜间和凌晨是哮喘易发作的时间，应严密观察病情。

(二) 清理呼吸道无效

1. 促进有效排痰

痰液黏稠者可定时给予蒸汽或氧气雾化吸入，指导患者进行有效咳嗽、协助叩背，以促进痰液排出，无效者可用负压吸引器吸痰。

2. 补充水分

哮喘急性发作时，患者呼吸增快、出汗，常伴有脱水、痰液黏稠，形成痰栓阻塞小支气管加重呼吸困难。应鼓励患者每天饮水 2500～3000mL，以补充丢失的水分，稀释痰液。重症者应建立静脉通道，遵医嘱及时、充分补液，纠正水、电解质和酸碱平衡紊乱。

3. 病情观察

观察患者咳嗽情况、痰液性状和量。

第二章　消化系统疾病的治疗与护理

第一节　胃食管反流病

胃食管反流病（gastroesophageal reflux disease，GERD）指胃、十二指肠内容物反流入食管引起烧心等症状，以及引起咽喉、气管等食管邻近组织损害的疾病。根据是否导致食管黏膜的糜烂、溃疡，分为反流性食管炎（reflux esophagitis，RE）和非糜烂性反流病（nonerosive reflux disease，NERD）。该病欧美国家患病率为 10%～20%，亚洲地区患病率约 5%。男女发病无差异，随年龄增长患病率增加。

一、病因与发病机制

胃食管反流病是由多种因素引起的以食管下括约肌（lower esophageal sphincter，LES）功能障碍为主的胃食管动力障碍性疾病，其主要发病机制是抗反流防御机制减弱和反流物对食管黏膜攻击作用的结果。

（一）食管抗反流防御机制减弱

1.抗反流屏障功能减弱

LES 是食管和胃连接处抗反流的高压带，能防止胃内容物反流入食管。当 LES 功能异常时，可引起 LES 压下降，从而导致胃食管反流。导致 LES 压降低的因素包括：①贲门失弛缓症术后；②某些激素，如缩胆囊素、胰高血糖素、血管活性肠肽等；③某些食物，如高脂肪、巧克力等；④某些药物，如钙通道阻滞药、地西泮等。导致 LES 压相对降低的因素包括：①腹内压增高，如妊娠、腹水、呕吐、负重劳动等；②胃内压增高，如胃扩张、胃排空延迟等。另外，一过性 LES 松弛也是近年研究发现引起胃食管反流的一个重要因素。

2. 食管对胃反流物的廓清能力障碍

正常情况下，一旦发生胃食管反流，大部分反流物通过 1~2 次食管自发和继发性蠕动性收缩将食管内容物排入胃内，即容量清除，是食管廓清的主要方式。剩余的则由唾液缓慢中和。故食管蠕动和唾液产生的异常也参与胃食管反流病的致病作用，常见疾病如干燥综合征等。

3. 食管黏膜屏障作用下降

反流物进入食管后，食管借助上皮表面黏液、不移动水层和表面 HCO_3、复层鳞状上皮等构成的上皮屏障，以及黏膜下丰富的血液供应构成的后上皮屏障，发挥其抗反流物对食管黏膜损伤的作用。因此，任何导致食管黏膜屏障作用下降的因素，如长期吸烟、刺激性食物或药物等将削弱食管黏膜屏障功能。

(二) 反流物对食管黏膜的攻击作用

当食管抗反流防御机制减弱时，反流物刺激和损害食管黏膜，其中胃酸与胃蛋白酶是反流物中损害食管黏膜的主要成分。非结合胆盐、胰酶是胆汁反流物的主要攻击因子。

二、临床表现

胃食管反流病的临床表现多样，轻重不一，主要表现有：

(一) 食管症状

1. 典型症状

烧心和反流是本病最常见、最典型症状。常在餐后 1 小时出现，卧位、弯腰或腹压增高时可加重，部分病人烧心和反流症状可在夜间入睡时发生。

2. 非典型症状

胸痛、上腹痛、吞咽困难、嗳气等为胃食管反流病的不典型症状。胸痛由反流物刺激食管引起，发生在胸骨后，可放射至心前区、后背、肩部、颈部、耳后等，酷似心绞痛，可伴有或不伴有烧心和反流。吞咽困难呈间歇性，进食固体或液体食物均可发生，少数病人吞咽困难由食管狭窄引起，呈持续性或进行性加重。

(二) 食管外症状

由反流物刺激或损伤食管以外的组织或器官引起，如咽喉炎、慢性咳嗽、哮喘、严重者可发生吸入性肺炎，甚至出现肺间质纤维化。部分病人诉咽部不适，有异物感、棉团感或堵塞感，但无真正吞咽困难，称为癔球症。

(三) 并发症

主要有上消化道出血、食管狭窄、巴雷特（Barrett）食管。

三、实验室及其他检查

(一) 胃镜检查

是诊断反流性食管炎最准确的方法，并能判断其严重程度和有无并发症，结合活检可与其他原因引起的食管炎或食管癌等其他食管病变相鉴别。

(二)24 小时食管 pH 监测

是诊断胃食管反流病的重要检查方法。常用的观察指标有 24 小时内 pH 小于 4 的总百分时间、pH 小于 4 的次数、持续 5 分钟以上的反流次数以及最长反流时间等。

(三) X 线食管钡餐造影

对诊断反流性食管炎敏感性不高。对不愿接受或不能耐受胃镜检查者可行该检查，可排除食管癌等其他食管疾病，可发现严重反流性食管炎阳性 X 线征。

(四) 食管滴酸试验

该检查协助食管炎的诊断。在滴酸过程中，出现胸骨后疼痛或烧心的病人为阳性，且多在滴酸的最初 15 分钟内出现。试验阳性者，高度提示食管炎。

（五）食管测压

可测定 LES 的长度和部位、LES 压、LES 松弛压、食管体部压力及食管上括约肌压力等。LES 压＜ 6mmHg 易导致反流。

三、诊断

病人出现典型的烧心和反流症状，胃镜检查如发现有反流性食管炎并能排除其他原因引起的食管病变，本病诊断成立。对有典型症状而胃镜检查阴性者，行 24 小时食管 pH 监测，证实有食管过度酸反流，则诊断成立；或采用质子泵抑制剂（proton pump inhibitor，PPI）试验：服用奥美拉唑 20mg，2 次 /d，疗程 2 ~ 4 周，治疗最后 1 周如症状消失或仅有 1 次轻度反流症状，则 PPI 试验阳性。

四、治疗

治疗目的是控制症状、治愈食管炎、减少复发和防治并发症。

（一）一般治疗

改变生活方式是治疗胃食管反流病的基础，应贯穿于整个治疗过程，包括戒烟限酒，减轻体重，睡前不进食，避免降低 LES 压的食物、药物及使胃排空延迟的药物。

（二）药物治疗

（1）抑酸药：① PPI，抑酸起效快，作用持久，是胃食管反流病治疗的首选药物，适用于症状重、有严重食管炎的病人，如奥美拉唑、兰索拉唑、泮托拉唑等；② H_2 受体拮抗药，抑酸持续时间短，病人容易快速耐受，适用于轻症和中症病人，如西咪替丁、雷尼替丁等。

（2）促胃肠动力药：如多潘立酮、莫沙必利、依托必利等，这类药物适用于轻症或作为抑酸药联用的辅助药物。

（3）抗酸药：如铝碳酸镁、碳酸氢钠、氢氧化铝等，仅用于症状轻、间歇发作病人临时缓解症状。

（4）抗抑郁或焦虑药物：食管对酸的高敏感性是难治性胃食管反流病的重要发病机制之一，对久治不愈或反复发作的病人，应考虑精神心理因素的可能性，在专业医生的指导下应用相关药物，包括三环类抗抑郁药和选择性5羟色胺再摄取抑制剂等。

（三）内镜及手术治疗

目前用于胃食管反流病的内镜下治疗手段主要分为射频治疗、内镜下胃腔内缝合/折叠治疗、内镜下注射或植入技术等。抗反流手术能减少反流次数及控制反流症状，当病人存在病理性酸反流，药物抑酸不足或药物治疗有效但不愿意长期服用药物者可考虑手术。胃底折叠术是目前常用抗反流手术方式。

（四）并发症治疗

并发食管狭窄者可行胃镜下食管扩张治疗，术后长程 PPI 维持治疗。Barrett 食管病人使用 PPI 长程维持治疗，定期随访，以便早期发现癌变。

五、护理措施

（一）疼痛：胸痛

与胃、十二指肠内容物反流刺激食管黏膜有关。

（1）病情观察：注意观察病人疼痛部位、性质、程度、持续时间及伴随症状，及时发现和处理异常情况。

（2）减少或避免诱因：①避免应用降低 LES 压的药物及引起胃排空延迟的药物如激素、抗胆碱能药物、茶碱、地西泮、钙通道阻滞药等；②LES 结构或功能异常的病人，进食后不宜立即卧床，睡前2小时内避免进食，睡眠时将床头抬高15～20cm；③避免进食使 LES 压降低的食物，如高脂肪、巧克力、咖啡、浓茶等；④注意减少引起腹内压增高的因素，如肥胖、便秘、紧束腰带等；⑤戒烟禁酒。

（3）指导并协助病人减轻疼痛：①保持环境安静，取舒适体位，避免不良刺激；②指导病人放松和转移注意力的技巧，如深呼吸、听音乐、渐进性肌肉放松等；③安慰病人，促进其情绪稳定，必要时进行心理疏导。

（4）用药护理：遵医嘱使用抑酸药、促胃肠动力药、抗酸药等。

（二）健康指导

1. 疾病知识指导

向病人及家属介绍胃食管反流病的危险因素并指导其改变有关的生活习惯，如避免摄入过多的高脂肪食物；鼓励病人咀嚼口香糖，增加唾液分泌，以中和反流物；控制体重，减少由于腹部脂肪过多引起的腹压增高；避免重体力劳动和高强度体育运动等。

2. 用药指导与病情监测

指导病人严格按医嘱足量足疗程治疗用药，避免随意减药或停药。平时自备铝碳酸镁、硫糖铝等碱性药物，出现不适症状时可服用。定期复诊，病情变化或加重随时就诊。对伴有 Barrett 食管者，定期接受内镜检查。

3. 心理健康指导

该病特点是病情慢性迁延反复，病人常出现不良情绪，应帮助病人消除顾虑，建立战胜疾病信心。

第二节　胃炎

胃炎是指胃内各种刺激因素引起胃黏膜的炎症反应，显微镜下表现为组织学炎症。根据病理生理和临床表现，胃炎可分为急性胃炎、慢性胃炎和特殊类型胃炎。特殊类型胃炎种类很多，由不同病因所致，临床上较少见，如感染性胃炎、化学性胃炎、Ménétrier 病等。急性胃炎与慢性胃炎临床最常见，本节予以重点阐述。

一、急性胃炎

急性胃炎指各种病因引起的胃黏膜急性炎症。内镜检查可见胃黏膜充血、水肿、糜烂和出血等一过性病变，组织学上通常可见中性粒细胞浸润。急性糜烂出血性胃炎是临床最常见的急性胃炎，以胃黏膜多发性糜烂为特征的急性胃黏膜病变，常伴有胃黏膜出血，可伴有一过性浅表溃疡形成。

(一) 病因与发病机制

1.应激

如严重创伤、手术、多器官衰竭、败血症、精神紧张等，可致胃黏膜微循环障碍、缺氧，黏液分泌减少，局部前列腺素合成不足，屏障功能损坏；也可增加胃酸分泌，大量 H^+ 反渗，损伤血管和黏膜，引起糜烂和出血。

2.药物

常引起胃黏膜炎症的药物是非甾体抗炎药（nonsteroidal antiinflammatory drug, NSAID），如阿司匹林、吲哚美辛，某些抗肿瘤化疗药、铁剂或氯化钾口服液等。这些药物可直接损伤胃黏膜上皮层，其中 NSAID 可通过抑制胃黏膜生理性前列腺素的合成，削弱胃黏膜的屏障作用。

3.酒精

乙醇具有的亲脂和溶脂性能，可导致胃黏膜糜烂、出血，但炎症细胞浸润多不明显。

4.创伤和物理因素

大剂量放射线照射等可导致胃黏膜糜烂、出血甚至溃疡。

(二) 临床表现

常有上腹痛、腹胀、恶心、呕吐和食欲缺乏等；重者可有呕血、黑便、脱水、酸中毒或休克；NSAID 所致者多数无症状或仅在胃镜检查时发现，少数有症状者主要表现为上腹不适或隐痛。

(三) 实验室及其他检查

1.粪便检查

粪便隐血试验阳性。

2.胃镜检查

由于胃黏膜修复很快，当临床提示本病时，应尽早行胃镜检查。镜下可见胃黏膜糜烂、出血灶和浅表溃疡，表面附有黏液和炎性渗出物。一般应激所致的胃黏膜病损以胃体、胃底为主，而 NSAID 或酒精所致者则以胃窦为主。

（四）诊断

近期服用 NSAID 等药物、严重疾病状态或大量饮酒者，如出现呕血和 / 或黑便应考虑本病，确诊有赖于胃镜检查。

（五）治疗

针对病因和原发疾病采取防治措施。处于急性应激状态者在积极治疗原发病的同时，应使用抑制胃酸分泌或具有胃黏膜保护作用的药物，以预防急性胃黏膜损害的发生；药物引起者应立即停用药物。常用 H_2 受体拮抗药或质子泵抑制剂抑制胃酸分泌，或硫糖铝和米索前列醇等保护胃黏膜。

（六）护理措施

1. 评估病人对疾病的认识程度

鼓励病人对本病及其治疗、护理计划提问，了解病人对疾病病因、治疗及护理的认识，帮助病人寻找并及时去除发病因素，控制病情的进展。

2. 休息与活动

病人应注意休息，减少活动，对应激造成急性胃炎者应卧床休息。同时要做好病人的心理疏导，保证身、心两个方面得到充分的休息。

3. 饮食护理

进食应定时、有规律，不可暴饮暴食，避免辛辣刺激食物。一般进少渣、温凉半流质饮食。如有少量出血可给牛奶、米汤等流质食物以中和胃酸，有利于黏膜的修复。急性大出血或呕吐频繁时应禁食。

4. 用药护理

指导正确使用阿司匹林、吲哚美辛等对胃黏膜有刺激的药物，必要时应用抑制胃酸分泌药物、胃黏膜保护药。

5. 健康指导

向病人及家属介绍急性胃炎的有关知识、预防方法和自我护理措施。根据病人的病因及具体情况进行指导，如避免使用对胃黏膜有刺激的药物，必须使用时应同时服用抑制胃酸分泌的药物；进食要规律，避免过冷、过热、辛辣等刺激性食物与浓茶、咖啡等饮料；嗜酒者应戒酒，防止乙醇损伤胃黏膜；注意饮食卫生，生活要有规律，保持轻松愉快的心情。

二、慢性胃炎

慢性胃炎指多种病因引起的慢性胃黏膜炎症病变。幽门螺杆菌（Helicobacter pylori，Hp）感染是最常见的病因。其患病率一般随年龄增长而增加，中年以上病人常见。

(一) 病因与发病机制

1. Hp 感染

是慢性胃炎最主要的病因，其机制是：① Hp 具有鞭毛结构，可在胃内黏液层中自由活动，并依靠其黏附素与胃黏膜上皮细胞紧密接触，直接侵袭胃黏膜；② Hp 所分泌的尿素酶，能分解尿素产生 NH_3，中和胃酸，既形成了有利于 Hp 定居和繁殖的中性环境，又损伤了上皮细胞膜；③ Hp 能产生细胞毒素，使上皮细胞空泡变性，造成黏膜损害和炎症；④ Hp 的菌体胞壁还可作为抗原诱导自身免疫反应，后者损伤胃上皮细胞。

2. 十二指肠胃反流

与各种原因引起的胃肠道动力异常、肝胆道疾病及远端消化道梗阻有关。长期反流，可导致胃黏膜慢性炎症。

3. 药物和毒物

服用 NSAID 可破坏黏膜屏障。许多毒素也可能损伤胃，其中酒精最为常见。酒精和 NSAID 两者联合作用对胃黏膜会产生更强的损伤。

4. 自身免疫

自身免疫性胃炎以富含壁细胞的胃体黏膜萎缩为主。壁细胞损伤后能作为自身抗原刺激机体的免疫系统而产生相应的壁细胞抗体和内因子抗体，破坏壁细胞，使胃酸分泌减少乃至缺失，还可影响维生素 B_{12} 吸收，导致恶性贫血。本病在北欧发病率较高。

5. 年龄因素和其他

老年人胃黏膜可出现退行性改变，加之 Hp 感染率较高，使胃黏膜修复再生功能降低，炎症慢性化，上皮增殖异常及胃腺体萎缩。

(二) 病理

慢性胃炎病理变化是胃黏膜损伤和修复这对矛盾作用的结果，组织学上表现为炎症、化生、萎缩及异型增生。①炎症：以淋巴细胞、浆细胞为主的慢性炎症细胞浸润，初在黏膜浅层，即黏膜层的上 1/3，称浅表性胃炎。病变继续发展，可波及黏膜全层。②化生：长期慢性炎症使胃黏膜表层上皮和腺上皮被杯状细胞和幽门腺细胞所取代。其分布范围越广，发生胃癌的危险性越高。③萎缩：病变扩展至腺体深部，腺体破坏、数量减少，固有层纤维化，黏膜变薄。根据是否伴有化生而分为非化生性萎缩与化生性萎缩，以胃角为中心，波及胃窦及胃体的多灶萎缩发展为胃癌的风险增加。④异型增生：又称不典型增生，是细胞在再生过程中过度增生和分化缺失，增生的上皮细胞拥挤、有分层现象，核增大失去极性，有丝分裂象增多，腺体结构紊乱。异型增生是胃癌的癌前病变，根据异型程度分为轻、中、重三度，轻度者常可逆转为正常表现。在慢性炎症向胃癌的进程中，化生与萎缩被视为胃癌前状态。

(三) 临床表现

慢性胃炎病程迁延，进展缓慢，缺乏特异性症状。70% ~ 80% 的病人无明显症状，部分有上腹痛或不适、食欲缺乏、饱胀、嗳气、反酸、恶心和呕吐等非特异性的消化不良的表现，症状常与进食或食物种类有关。少数可有少量上消化道出血。自身免疫性胃炎病人可出现明显畏食、贫血和体重减轻。体征多不明显，有时可有上腹轻压痛。

(四) 实验室及其他检查

1. 胃镜及胃黏膜活组织检查

是最可靠的诊断方法。通过胃镜在直视下观察黏膜病损。慢性非萎缩性胃炎可见红斑 (点、片状或条状)、黏膜粗糙不平、出血点 / 斑；慢性萎缩性胃炎可见黏膜呈颗粒状、黏膜血管显露、色泽灰暗、皱襞细小。两种胃炎皆可伴有糜烂、胆汁反流。在充分活组织检查基础上以病理组织学诊断明确病变类型，并可检测 Hp。

2. Hp 检测

可通过侵入性（如快速尿素酶测定、组织学检查等）和非侵入性（如 ^{13}C 或 ^{14}C 尿素呼气试验等）方法检测 Hp。

3. 血清学检查

自身免疫性胃炎时，抗壁细胞抗体和抗内因子抗体可呈阳性，血清促胃液素水平明显升高。多灶萎缩性胃炎时，血清促胃液素水平正常或偏低。

4. 胃液分析

自身免疫性胃炎时，胃酸缺乏；多灶萎缩性胃炎时，胃酸分泌正常或偏低。

（五）诊断

病程迁延，确诊有赖于胃镜及胃黏膜组织病理学检查。Hp 检测有助于病因诊断。

（六）治疗

1. Hp 相关胃炎

单独应用表 2-1 中所列药物，均不能有效根除 Hp。这些抗生素在酸性环境下不能正常发挥其抗菌作用，需要联合质子泵抑制剂（PPI）抑制胃酸后，才能使其发挥作用。常用的联合方案有：1 种 PPI+2 种抗生素，或 1 种铋剂 +2 种抗生素，疗程 7 ~ 14 天。由于各地抗生素耐药情况不同，抗生素及疗程的选择应视当地耐药情况而定。

表 2-1　具有杀灭和抑制 Hp 作用的药物

种类	药品
抗生素	克拉霉素、阿莫西林、甲硝唑、替硝唑、喹诺酮类抗生素、呋喃唑酮、四环素
PPI	埃索美拉唑、奥美拉唑、兰索拉唑、泮托拉唑、雷贝拉唑
铋剂	枸橼酸铋钾、果胶铋、碱式碳酸铋

2. 对症处理

根据病因给予对症处理。如因非甾体抗炎药引起，应停药并给予抗酸药；如因胆汁反流，可用氢氧化铝凝胶来吸附，或予以硫糖铝及胃动力药以中和胆盐，防止反流；有胃动力学改变，可服用多潘立酮、西沙必利等。

3. 自身免疫性胃炎的治疗

目前尚无特异治疗，有恶性贫血者需终身注射维生素 B_2。

4. 癌前情况处理

在根除 Hp 的前提下，适量补充复合维生素和含硒药物等。对药物不能逆转的局灶中、重度不典型增生，在确定没有淋巴结转移时，可在胃镜下行黏膜下剥离术，并应视病情定期随访。

（七）护理措施

1. 疼痛：腹痛

与胃黏膜炎性病变有关。

（1）休息与活动：指导病人急性发作时应卧床休息，并可用转移注意力、做深呼吸等方法来减轻焦虑、缓解疼痛。病情缓解时，进行适当的锻炼，以增强机体抗病力。

（2）热敷：用热水袋热敷胃部，以解除胃痉挛，减轻腹痛。

（3）用药护理：遵医嘱给病人清除 Hp 感染治疗时，注意观察药物的疗效及不良反应。

①胶体铋剂：胶体次枸橼酸铋（colloidal bismuth subcitrate，CBS）为常用制剂，因其在酸性环境中方起作用，故宜在餐前半小时服用。服 CBS 过程中可使齿、舌变黑，可用吸管直接吸入。部分病人服药后出现便秘和粪便变黑，停药后可自行消失。少数病人有恶心、一过性血清转氨酶升高等，极少出现急性肾损伤。

②抗菌药物：阿莫西林服用前应询问病人有无青霉素过敏史，应用过程中注意有无迟发性过敏反应的出现，如皮疹。甲硝唑可引起恶心、呕吐等胃肠道反应，应在餐后半小时服用，并可遵医嘱用甲氧氯普胺、维生素 B_{12} 等拮抗。

2. 营养失调：低于机体需要量

与畏食、消化吸收不良等有关。

（1）饮食治疗原则：向病人说明摄取足够营养素的重要性，鼓励病人以少食多餐方式进食，以高热量、高蛋白、高维生素、易消化的饮食为原则。避免摄入过咸、过甜、过辣的刺激性食物。

（2）制订饮食计划：与病人共同制订饮食计划，指导病人及家属改进烹饪技巧，增加食物的色、香、味，刺激病人食欲。胃酸低者食物应完全煮熟后食用，以利于消化吸收，并可给刺激胃酸分泌的食物，如肉汤、鸡汤等；高胃酸者应避免进酸性、多脂肪食物。

（3）营养状态评估：观察并记录病人每天进餐次数、量、品种，以了解其摄入的营养素能否满足机体需要。定期测量体重，监测有关营养指标的变化，如血红蛋白浓度、人血白蛋白等。

3. 健康指导

（1）疾病知识指导：向病人及家属介绍本病的有关病因，指导病人避免诱发因素。教育病人保持良好的心理状态，平时生活要有规律，合理安排工作和休息时间，注意劳逸结合，积极配合治疗。

（2）饮食指导：食物应多样化，避免偏食，注意补充多种营养物质；不吃霉变食物；少吃熏制、腌制、富含硝酸盐和亚硝酸盐的食物，多吃新鲜食物；避免过于粗糙、浓烈、辛辣食物及大量长期饮酒、吸烟。Hp 主要在家庭内传播，避免导致母婴传播的不良喂食习惯，并提倡分餐制减少感染 Hp 的机会。

（3）用药指导：根据病人的病因、具体情况进行指导，如避免使用对胃黏膜有刺激的药物，必须使用时应同时服用抑制胃酸分泌药物或胃黏膜保护药；介绍药物的不良反应，如有异常及时复诊，定期门诊复查。

第三节　消化性溃疡

消化性溃疡指胃肠道黏膜发生的炎性缺损，通常与胃液的胃酸和消化作用有关，病变穿透黏膜肌层或达更深层次，可发生于食管、胃、十二指肠、胃空肠吻合口附近以及含有胃黏膜的梅克尔（Meckel）憩室。胃溃疡（gastric ulcer, GU）和十二指肠溃疡（duodenal ulcer, DU）最为常见。

本病是全球性常见病，可发生于任何年龄。全世界约有 10% 的人一生中患过此病。临床上 DU 较 GU 多见，两者之比约为 3∶1。DU 好发于青壮年，GU 多见于中老年。男性患病较女性多。秋冬和冬春之交是本病的多发季节。

一、病因与发病机制

胃、十二指肠黏膜具有一系列防御和修复机制，包括黏液/碳酸氢盐、黏膜屏障、丰富的血流、上皮细胞更新、前列腺素和表皮生长因子等。所以在正常情况下，胃、十二指肠黏膜在接触有强侵蚀力的高浓度胃酸和能水解蛋白质的胃蛋白酶并受到微生物、胆盐、酒精、药物与其他有害物质侵袭后依然能够维持黏膜的完整性。消化性溃疡发生是由于对胃、十二指肠黏膜有损害作用的侵袭因素与黏膜自身防御/修复因素之间失去平衡，胃酸和胃蛋白酶对黏膜产生自我消化。如果将黏膜屏障比喻为"屋顶"，胃酸、胃蛋白酶比喻为"酸雨"，漏"屋顶"遇上虽然不大的"酸雨"或过强的"酸雨"腐蚀了正常的"屋顶"都可能导致消化性溃疡发生。部分导致消化性溃疡发病的病因既可以损坏"屋顶"，又可增加"酸雨"。GU 主要是防御/修复因素减弱，DU 则主要是侵袭因素增强。现将这些病因及导致溃疡发生的机制分述如下。

（一）胃酸和胃蛋白酶

正常人胃黏膜约有 10 亿壁细胞，每小时泌酸约 22mmol。DU 病人壁细胞总数平均为 19 亿，每小时泌酸约 42mmol，比正常人高 1 倍左右。胃蛋白酶是 PU 发病的另一个重要因素，其活性取决于胃液 pH，当胃液 pH ＞ 4 时，胃蛋白酶便失去活性，因此胃酸在其中起决定性作用，是溃疡形成的直接原因。

（二）Hp 感染

确认 Hp 感染是消化性溃疡的重要病因，主要证据为：
（1）消化性溃疡病人 Hp 检出率显著高于对照组的普通人群。
（2）对消化性溃疡病人应用根除 Hp 治疗后，其溃疡复发率明显下降，证明 Hp 感染与溃疡形成密切相关。但为何在感染 Hp 的人群中仅 15% 左右的人发生消化性溃疡，一般认为这是 Hp（不同毒力菌株）、宿主（遗传及机体状态）和环境因素三者相互作用结果不同所致。

（三）药物

长期服用非甾体抗炎药（NSAID）、糖皮质激素、氯吡格雷、化疗药物、双膦酸盐、西罗莫司等药物的病人可以发生溃疡。NSAID 是导致胃黏膜损伤最常用的药物，可直接作用于胃、十二指肠黏膜，透过细胞膜弥散入黏膜上皮细胞内，细胞内高浓度 NSAID 产生细胞毒而损害胃黏膜屏障。此外，NSAID 还可通过抑制胃黏膜生理性前列腺素 E 合成，削弱后者对黏膜的保护作用。

(四) 黏膜防御与修复异常

胃黏膜的防御和修复功能对维持黏膜的完整性、促进溃疡愈合非常重要。防御功能受损、修复能力下降，都对溃疡的发生和转归产生影响。

(五) 遗传易感性

部分消化性溃疡的病人有明显的家族史，存在遗传易感性。

(六) 其他因素

大量饮酒、长期吸烟、应激等是消化性溃疡的常见诱因。胃石症病人因胃石的长期机械摩擦刺激而产生 GU；放疗可引起胃或十二指肠溃疡。

二、病理

消化性溃疡大多为单发，也可多个，呈圆形或椭圆形。DU 多发生于球部，前壁较常见；GU 多在胃角和胃窦、胃体的小弯侧。DU 直径多小于 15mm，GU 一般小于 20mm。溃疡浅者累及黏膜肌层，深者则可贯穿肌层，甚至浆膜层，穿破浆膜层时可致穿孔，血管破溃引起出血。溃疡边缘常有增厚，基底光滑、清洁，表面覆有灰白或灰黄色纤维渗出物。

三、临床表现

(一) 症状

1.腹痛

上腹部疼痛是本病的主要症状，可为钝痛、灼痛、胀痛甚至剧痛，或呈饥饿样不适感。疼痛部位多位于上腹中部、偏右或偏左。多数病人疼痛有典型的节律，DU 表现为空腹痛，即餐后 2~4 小时和 / 或午夜痛，进食或服用抗酸药后可缓解；GU 的疼痛多在餐后 1 小时内出现，经 1~2 小时后逐渐缓解，至下餐进食后再次出现疼痛，午夜痛也可发生，但较 DU 少见。部分病人无上述典型疼痛，而仅表现为无规律性的上腹隐痛不适。也可因并发症而发生疼痛性质及节律的改变。

2. 其他

消化性溃疡除上腹疼痛外，可有反酸、嗳气、恶心、呕吐、食欲缺乏等消化不良症状，也可有失眠、多汗、脉缓等自主神经功能失调表现。

(二) 体征

发作时剑突下、上腹部局限性压痛，DU 压痛点常偏右。缓解后可无明显体征。

(三) 特殊类型的消化性溃疡

1. 无症状性溃疡

15%~35%消化性溃疡病人无任何症状，尤以老年人多见，多因其他疾病做胃镜或 X 线胃肠钡餐造影时偶然发现，或当发生出血或穿孔等并发症时被发现。

2. 老年人消化性溃疡

溃疡常较大，临床表现多不典型，常无任何症状或症状不明显，疼痛多无规律，食欲缺乏、恶心、呕吐、消瘦、贫血等症状较突出，需与胃癌鉴别。

3. 复合性溃疡

指胃与十二指肠同时存在溃疡，多数 DU 发生先于 GU。其临床症状并无特异性，但幽门梗阻的发生率较单独 GU 或 DU 高。

4. 幽门管溃疡

较为少见，常伴有胃酸分泌过高。其主要表现为餐后立即出现较为剧烈而无节律性的中上腹疼痛，对抗酸药反应差，易出现幽门梗阻、穿孔、出血等并发症。

5.球后溃疡

指发生于十二指肠球部以下的溃疡，多位于十二指肠乳头的近端。其夜间痛和背部放射性疼痛较为多见，并发大量出血者亦多见，药物治疗效果差。GU 与 DU 的特点及鉴别见表2-2。

表2-2　胃溃疡与十二指肠溃疡的特点及鉴别

	胃溃疡（GU）	十二指肠溃疡（DU）
常见部位	胃角或胃窦、胃小弯	十二指肠球部
胃酸分泌	正常或降低	增多
发病机制	主要是防御/修复因素减弱	主要是侵袭因素增强
发病年龄	中老年	青壮年
疼痛特点	餐后1小时疼痛—餐前缓解—进餐后1小时再痛，午夜痛少见	餐前痛—进餐后缓解—餐后2~4小时再痛—进食后缓解，午夜痛多见

（四）并发症

1.出血

是消化性溃疡最常见的并发症，在我国，50%~70%的非静脉曲张破裂出血是消化性溃疡所致。出血引起的临床表现取决于出血的速度和量。轻者仅表现为黑粪、呕血，重者可出现周围循环衰竭，甚至低血容量性休克，应积极抢救。

2.穿孔

溃疡病灶向深部发展穿透浆膜层则并发穿孔。1/3~1/2的穿孔与服用NSAID 有关，多数是老年病人，穿孔前可以没有症状。穿透、穿孔临床常有 3 种后果。

（1）溃破入腹腔引起弥漫性腹膜炎。

（2）穿透于周围实质性脏器，如肝、胰、脾等（穿透性溃疡）。

（3）穿破入空腔器官形成瘘管。

3.幽门梗阻

主要由 DU 或幽门管溃疡引起。急性梗阻多因炎症水肿和幽门部痉挛所致，梗阻为暂时性，随炎症好转而缓解；慢性梗阻主要由于溃疡愈合后瘢痕收缩而呈持久性。幽门梗阻使胃排空延迟，病人可感上腹饱胀不适，疼痛于餐后加重，且有反复大量呕吐，呕吐物为酸腐味的宿食，大量呕吐后疼痛可暂缓解。严重频繁呕吐可致失水和低氯低钾性碱中毒，常继发营养不良。上腹部空腹振水音、胃蠕动波以及空腹抽出胃液量＞200mL 是幽门梗阻的特征性表现。

4. 癌变

少数 GU 可发生癌变，DU 则极少见。对长期 GU 病史，年龄在 45 岁以上，经严格内科治疗 4～6 周症状无好转，粪便隐血试验持续阳性者，应怀疑癌变，需进一步检查和定期随访。

四、实验室及其他检查

(一) 胃镜和胃黏膜活组织检查

是确诊消化性溃疡的首选检查方法和"金标准"，其目的在于：

(1) 确定有无病变、部位及分期。

(2) 鉴别良恶性。

(3) 治疗效果的评价。

(4) 对合并出血者给予止血治疗。

(5) 对合并狭窄梗阻病人给予扩张或支架治疗。

(6) 超声内镜检查，评估胃或十二指肠壁、溃疡深度、病变与周围器官的关系、淋巴结数目和大小等。内镜下，消化性溃疡多呈圆形、椭圆形或线形，边缘光滑，底部有灰黄色或灰白色渗出物，溃疡周围黏膜可充血、水肿，可见皱襞向溃疡集中。

(二) X 线胃肠钡餐造影

适用于对胃镜检查有禁忌或不愿接受胃镜检查者。溃疡的 X 线直接征象是龛影，对溃疡诊断有确诊价值。

(三) CT 检查

对于穿透性溃疡或穿孔，CT 很有价值。另外对幽门梗阻也有鉴别诊断的意义。

（四）Hp 检测

是消化性溃疡的常规检测项目。可通过侵入性（如快速尿素酶测定、组织学检查和 Hp 培养等）和非侵入性（如 ^{13}C 或 ^{14}C 尿素呼气试验、粪便 Hp 抗原检测等）方法检测出 Hp。其中 ^{13}C 或 ^{14}C 尿素呼气试验检测 Hp 感染的敏感性及特异性均较高且无须胃镜检查，常作为根除 Hp 治疗后复查的首选方法。

（五）粪便隐血试验

试验阳性提示溃疡有活动，如 GU 病人持续阳性，应怀疑有癌变的可能。

五、诊断

慢性病程、周期性发作的节律性上腹疼痛，且上腹痛因进食或服用抗酸药而缓解，可初步诊断，但确诊有赖胃镜检查。X 线胃肠钡餐造影发现龛影可以诊断溃疡，但难以区分其良恶性。

六、治疗

治疗的目的在于消除病因、缓解症状、促进溃疡愈合、预防复发和避免并发症。

（一）抑制胃酸分泌

目前临床上常用的抑制胃酸分泌的药物有 H_2 受体拮抗药（H_2RA）和质子泵抑制剂（PPI）两大类。H_2RA 主要通过选择性竞争结合 H_2 受体，使壁细胞分泌胃酸减少。常用药物有法莫替丁 40mg/d、尼扎替丁 300mg/d、雷尼替丁 300mg/d，三者的 1 天量可分 2 次口服或睡前顿服，服药后基础胃酸分泌特别是夜间胃酸分泌明显减少。PPI 可使壁细胞分泌胃酸的关键酶即 H^+-K^+-ATP 酶失去活性，从而阻滞壁细胞内的 H^+ 转移至胃腔而抑制胃酸分泌，其抑制胃酸分泌作用较 H_2RA 更强，作用更持久。常用药物有奥美拉唑 20mg/d、兰索拉唑 30mg/d、泮托拉唑 40mg/d，每天 1 次口服。PPI 与抗生素的协同作用较 H_2RA 好，因此可作为根除 Hp 治疗方案中的基础药物。

(二) 根除 Hp

消化性溃疡不论活动与否，都是根除 Hp 的主要指征之一。目前推荐以 PPI 或胶体铋剂为基础加上两种抗生素的三联治疗方案。如奥美拉唑（40mg/d）或枸橼酸铋钾（480mg/d），加上克拉霉素（500 ~ 1000mg/d）和阿莫西林（2000mg/d）或甲硝唑（800mg/d）。上述剂量每天分 2 次服，疗程 7 ~ 14 天。对有并发症和经常复发的消化性溃疡病人，应追踪抗 Hp 的疗效，一般应在治疗后至少 4 周复检 Hp。根除 Hp 可显著降低溃疡的复发率。由于耐药菌株的出现、抗菌药物不良反应、病人依从性差等因素，部分病人胃内的 Hp 难以根除，此时应因人而异制定多种根除 Hp 方案。治疗凡有 Hp 感染的消化性溃疡，无论初发或复发、活动或静止、有无合并症，均应予以根除 Hp 治疗。

(三) 保护胃黏膜

药物硫糖铝和枸橼酸铋钾目前已少用作治疗消化性溃疡的一线药物。但枸橼酸铋钾因兼有较强的抑制 Hp 作用，可在根除 Hp 联合治疗时使用，此外，前列腺素类药物米索前列醇具有增加胃、十二指肠黏膜的黏液 / 碳酸氢盐分泌、增加黏膜血流和一定的抑制胃酸分泌作用，主要用于 NSAID 相关性溃疡的预防，但其可引起子宫收缩，孕妇忌服。

(四) 内镜治疗

根据溃疡出血病灶的内镜下特点选择 PPI 结合内镜治疗，提高溃疡活动性出血的止血成功率。消化性溃疡合并幽门变形或狭窄引起梗阻，可首先选择内镜下治疗。

(五) 手术治疗

对于大量出血经内科治疗无效、急性穿孔、瘢痕性幽门梗阻、胃溃疡疑有癌变及正规治疗无效的顽固性溃疡可选择手术治疗。

七、护理评估

(一)病史

1. 患病及治疗经过

询问发病的有关诱因和病因，如发病是否与天气变化、饮食不当或情绪激动等有关；有无暴饮暴食、喜食酸辣等刺激性食物的习惯；是否嗜烟酒；有无经常服用 NSAID 药物史；家族中有无溃疡病者等。询问病人的病程经过，例如，首次疼痛发作的时间，疼痛与进食的关系，是餐后还是空腹出现，有无规律，部位及性质如何，应用何种方法能缓解疼痛。曾做过何种检查和治疗，结果如何。

2. 目前病情与一般情况

询问此次发病与既往有无不同，是否伴有恶心、呕吐、嗳气、反酸等其他消化道症状，有无呕血、黑便、频繁呕吐等症状。日常休息与活动如何等。

3. 心理 - 社会状况

本病病程长，有周期性发作和节律性疼痛的特点，如不重视预防和正规治疗，病情可反复发作并产生并发症，从而影响病人的工作和生活，使病人产生焦虑、急躁情绪。应注意评估病人及家属对疾病的认识程度，评估病人有无焦虑或恐惧等心理，了解病人家庭经济状况和社会支持情况如何，病人所能得到的社区保健资源和服务如何。

(二)身体评估

1. 全身状态

有无痛苦表情，有无消瘦、贫血貌，生命体征是否正常。

2. 腹部

上腹部有无固定压痛点，有无胃蠕动波，全腹有无压痛、反跳痛，有无腹肌紧张，有无肠鸣音减弱或消失等。

3. 实验室及其他检查

(1)血常规检查：有无红细胞计数、血红蛋白减少。

(2)粪便隐血试验：是否为阳性。

（3）Hp 检测：是否为阳性。

（4）胃液分析：BAO 和 MAO 是增高、减少还是正常。

（5）X 线胃肠钡餐造影：有无典型的溃疡龛影及其部位。

（6）胃镜和胃黏膜活组织检查：溃疡的部位、大小及性质如何，有无活动性出血。

八、护理措施

（一）疼痛：腹痛

1. 帮助病人认识和去除病因

向病人解释疼痛的原因和机制，指导其减少或去除加重和诱发疼痛的因素：

（1）对服用 NSAID 者，若病情允许应停药；若必须用药，可遵医嘱换用对胃黏膜损伤少的 NSAID，如塞来昔布或罗非昔布。

（2）避免暴饮暴食和进食刺激性饮食，以免加重对胃黏膜的损伤。

（3）对嗜烟酒者，劝其戒除，但应注意突然戒断烟酒可引起焦虑、烦躁，反而也会刺激胃酸分泌，故应与病人共同制订切实可行的戒烟酒计划，并督促其执行。

2. 指导并协助病人减轻疼痛

注意观察及详细了解病人疼痛的规律和特点，并按其疼痛特点指导缓解疼痛的方法。如 DU 表现为空腹痛或夜间痛，指导病人在疼痛前或疼痛时进食碱性食物（如苏打饼干等），或服用抗酸药。也可采用局部热敷或针灸止痛。

3. 休息与活动

溃疡活动期且症状较重者，嘱其卧床休息几天至 1～2 周，可使疼痛等症状缓解。病情较轻者则应鼓励其适当活动，以分散注意力。

4. 用药护理

根据医嘱给予药物治疗，并注意观察药效及不良反应。

（1）PPI：奥美拉唑可引起头晕，特别是用药初期，应嘱病人用药期间避免开车或做其他必须高度集中注意力的工作。此外，奥美拉唑有延缓地西泮及苯妥英钠代谢和排泄的作用，联合应用时需慎重。兰索拉唑的主要不良反应包括皮疹、瘙痒、头痛、口苦、肝功能异常等，轻度不良反应不影响继续用药，较为严重时应及时停药。泮托拉唑的不良反应较少，偶可引起头痛和腹泻。

（2）H_2 受体拮抗药：药物应在餐中或餐后即刻服用，也可把 1 天的剂量在睡前服用。若需同时服用抗酸药，则两药应间隔 1 小时以上。若静脉给药应注意控制速度，速度过快可引起低血压和心律失常。西咪替丁对雄激素受体有亲和力，可导致男性乳腺发育、阳痿以及性功能紊乱，且其主要通过肾脏排泄，用药期间应监测肾功能。此外，少数病人还可出现一过性肝损害和粒细胞缺乏，亦可出现头痛、头晕、疲倦、腹泻及皮疹等反应，如出现上述反应需及时协助医生进行处理。因药物可随母乳排出，哺乳期应停止用药。

（3）弱碱性抗酸药：如氢氧化铝凝胶等，应在饭后 1 小时和睡前服用。服用片剂时应嚼服，乳剂给药前应充分摇匀。抗酸药应避免与奶制品同时服用，因两者相互作用可形成络合物。酸性的食物及饮料不宜与抗酸药同服。氢氧化铝凝胶能阻碍磷的吸收，引起磷缺乏症，表现为食欲缺乏、软弱无力等症状，甚至可导致骨质疏松。长期大量服用还可引起严重便秘、代谢性碱中毒与钠潴留，甚至造成肾损害。若服用镁制剂则易引起腹泻。

（二）营养失调：低于机体需要量

1. 进餐方式

指导病人有规律地定时进食，以维持正常消化活动的节律。在溃疡活动期，以少食多餐为宜，每天进餐 4～5 次，避免餐间零食和睡前进食，使胃酸分泌有规律。一旦症状得到控制，应尽快恢复正常的饮食规律。饮食不宜过饱，以免胃窦部过度扩张而增加促胃液素的分泌。进餐时注意细嚼慢咽，避免急食，咀嚼可增加唾液分泌，后者具有稀释和中和胃酸的作用。

2. 食物选择

选择营养丰富、易消化的食物。除并发出血或症状较重外，一般无须规定特殊食谱。症状较重的病人以面食为主，因面食柔软易消化，且其含碱能有效中和胃酸，不习惯于面食则以软米饭或米粥替代。由于蛋白质类食物具有中和胃酸作用，可适量摄取脱脂牛奶，宜安排在两餐之间饮用，但牛奶中的钙质吸收有刺激胃酸分泌的作用，故不宜多饮。脂肪到达十二指肠时虽能刺激小肠分泌抑促胃液素，抑制胃酸分泌，但同时又可引起胃排空减慢，胃窦扩张，致胃酸分泌增多，故脂肪摄取应适量。应避免食用机械性和化学性刺激性强的食物。机械性刺激强的食物指生、冷、硬、粗纤维多的蔬菜、水果，如洋葱、韭菜、芹菜等。化学性刺激强的食物有浓肉汤、咖啡、浓茶和辣椒、酸醋等调味品等。

3. 营养监测

监督病人采取合理的饮食方式和结构，定期测量体重、监测人血白蛋白和血红蛋白等营养指标

九、健康指导

（一）疾病知识指导

向病人及家属讲解引起和加重消化性溃疡的相关因素。指导病人保持乐观情绪，规律生活，避免过度紧张与劳累，选择合适的锻炼方式，提高机体抵抗力。指导病人建立合理的饮食习惯和结构，戒除烟酒，避免摄入刺激性食物。

（二）用药指导

教育病人遵医嘱正确服药，学会观察药效及不良反应，不随便停药或减量，防止溃疡复发。指导病人慎用或勿用致溃疡药物，如阿司匹林、咖啡因、泼尼松等。定期复诊。若上腹疼痛节律发生变化或加剧，或者出现呕血、黑便时，应立即就医。

第四节　炎症性肠病

炎症性肠病（inflammatory bowel disease，IBD）是一组病因尚未阐明的慢性非特异性肠道炎症性疾病。包括溃疡性结肠炎（ulcerative colitis，UC）和克罗恩病（Crohn disease，CD）。

一、病因与发病机制

病因未明，与环境、遗传及肠道微生态等多因素相互作用导致肠道免疫失衡有关。

（1）环境因素：饮食、吸烟、卫生条件、生活方式或暴露于某些不明因素，都是可能的环境因素。近几十年来，全球 IBD 的发病率持续增高，这一现象首先出现在社会经济高度发达的北美、北欧。以往该病在我国少见，现已成为常见疾病，这一变化提示环境因素所发挥的重要作用。

（2）遗传因素：研究报道，IBD 病人一级亲属发病率显著高于普通人群，而其配偶发病率不增加。CD 发病率单卵双胎显著高于双卵双胎，均证明本病的发生与遗传因素有关。目前认为，IBD 不仅是多基因病，而且也是遗传异质性疾病，即不同人由不同基因引起，病人在一定的环境因素作用下由于遗传易感而发病。

（3）肠道微生态：IBD 病人的肠道微生态与正常人不同，用转基因或敲除基因方法造成免疫缺陷的 IBD 动物模型，在肠道无菌环境下不发生肠道炎症，但在肠道正常菌群状态下，则出现肠道炎症，抗生素治疗对某些 IBD 病人有效，说明肠道微生物在 IBD 发生发展中起重要作用。

（4）免疫失衡：各种原因引起 Th1、Th2 及 Th17 炎症通路激活，炎症因子（如 IL1、IL6、IL8、TNFα、IL2、IL4、IFNγ 等）分泌增多，炎症因子/抗炎因子失衡，导致肠黏膜持续炎症、屏障功能损伤。

总之，IBD 是环境因素作用于遗传易感者，在肠道微生物的参与下引起肠道免疫失衡，损伤肠黏膜屏障，导致肠黏膜持续炎症损伤。

二、溃疡性结肠炎

溃疡性结肠炎病变主要限于大肠的黏膜与黏膜下层。临床表现为腹泻、黏液脓血便和腹痛，病情轻重不一，呈反复发作的慢性病程。本病可发生在任何年龄，多见于 20～40 岁，亦可见于儿童或老年。男女发病率无明显差别。我国近年 UC 患病率明显增加，虽然跟欧美国家比较，我国病人病情多较轻，但重症也不少见。

(一) 病理

病变位于大肠，呈连续性、弥漫性分布。范围多自肛端直肠开始，逆行发展，甚至累及全结肠及末段回肠。病变一般仅限于黏膜和黏膜下层，少数重症者可累及肌层。活动期黏膜呈弥漫性炎症反应，可见水肿、充血与灶性出血，黏膜脆弱，触之易出血。由于黏膜与黏膜下层有炎性细胞浸润，大量中性粒细胞在肠腺隐窝底部聚集，形成小的隐窝脓肿。当隐窝脓肿融合破溃，黏膜即出现广泛的浅小溃疡，并可逐渐融合成不规则的大片溃疡。结肠炎症在反复发作的慢性过程中，大量新生肉芽组织增生，常出现炎性息肉。黏膜因不断破坏和修复，丧失其正常结构，并且由于溃疡愈合形成瘢痕，黏膜肌层与肌层增厚，使结肠变形缩短，结肠袋消失，甚至出现肠腔狭窄。病程＞20年的病人发生结肠癌风险较正常人增高10～15倍。

(二) 临床表现

起病多为亚急性，少数急性起病，偶见急性暴发起病。病程长，呈慢性经过，常有发作期与缓解期交替，少数症状持续并逐渐加重。病情轻重与病变范围、临床分型及病期等有关。

1. 症状

(1) 消化系统表现：主要表现为反复发作的腹泻、黏液脓血便与腹痛。

①腹泻和黏液脓血便：见于绝大多数病人。腹泻主要与炎症导致大肠黏膜对水钠吸收障碍以及结肠运动功能失常有关。粪便中的黏液脓血为炎症渗出和黏膜糜烂及溃疡所致。黏液脓血便是本病活动期的重要表现。排便次数和便血程度可反映病情程度，轻者每天排便2～4次，粪便呈糊状，可混有黏液、脓血，便血轻或无；重者腹泻每天可达10次以上，大量脓血，甚至呈血水样粪便。病变限于直肠和乙状结肠的病人，偶有腹泻与便秘交替的现象，此与病变直肠排空功能障碍有关。

②腹痛：轻者或缓解期病人多无腹痛或仅有腹部不适，活动期有轻或中度腹痛，为左下腹或下腹的阵痛，亦可涉及全腹。有疼痛—便意—便后缓解的规律，多伴有里急后重，为直肠炎症刺激所致。若并发中毒性巨结肠或腹膜炎，则腹痛持续且剧烈。

③其他症状：可有腹胀、食欲缺乏、恶心、呕吐等。

（2）全身表现：中、重型病人活动期有低热或中等度发热，高热多提示有并发症或急性暴发型。重症病人可出现衰弱、消瘦、贫血、低白蛋白血症、水和电解质平衡紊乱等表现。

（3）肠外表现：本病可伴有一系列肠外表现，包括口腔黏膜溃疡、结节性红斑、外周关节炎、坏疽性脓皮病、虹膜睫状体炎等。

2. 体征

病人呈慢性病容，精神状态差，重者呈消瘦贫血貌。轻者仅有左下腹轻压痛，有时可触及痉挛的降结肠和乙状结肠。重症者常有明显腹部压痛和鼓肠。若有反跳痛、腹肌紧张、肠鸣音减弱等应注意中毒性巨结肠和肠穿孔等并发症。

3. 并发症

可并发中毒性巨结肠、直肠结肠癌变、大出血、急性肠穿孔等。

4. 临床分型

临床上根据本病的病程、病期和程度、范围进行综合分型。

（1）临床类型：①初发型，无既往史的首次发作；②慢性复发型，最多见，指缓解后再次出现症状，常表现为发作期与缓解期交替。

（2）病情分期：分为活动期和缓解期，很多病人在缓解期可因饮食失调、劳累、精神刺激、感染等加重症状，使疾病转为活动期。活动期按临床严重程度分为：①轻度，腹泻＜4 次 /d，便血轻或无，无发热，贫血无或轻，血沉正常；②重度，腹泻＞6 次 /d，有明显黏液脓血便，体温＞37.5℃、脉搏＞90 次 / 分钟，血红蛋白＜75% 正常值，血沉＞30mm/h；③中度，介于轻度与重度之间。

（3）病变范围：分为直肠炎、直肠乙状结肠炎、左半结肠炎、全结肠炎以及区域性结肠炎。

（三）实验室及其他检查

1. 血液检查

可有红细胞和血红蛋白减少。活动期白细胞计数增高。血沉增快和 C 反应蛋白增高是活动期的标志。

2. 粪便检查

粪便肉眼观常有黏液脓血，显微镜检见红细胞和脓细胞，急性发作期可见巨噬细胞。粪便病原学检查有助于排除感染性结肠炎，是本病诊断的一个重要步骤。

3. 结肠镜检查

是本病诊断的最重要手段之一。检查时，应尽可能观察全结肠及末段回肠，确定病变范围，必要时取活检。UC病变呈连续性、弥漫性分布，从直肠开始逆行向近端扩展，内镜下所见黏膜改变有：①黏膜血管纹理模糊、紊乱或消失，黏膜充血、水肿、易脆、出血及脓性分泌物附着；②病变明显处见弥漫性糜烂和多发性浅溃疡；③慢性病变常见黏膜粗糙、呈细颗粒状、炎性息肉及桥状黏膜，在反复溃疡愈合、瘢痕形成过程中，结肠变形缩短、结肠袋变浅、变钝或消失。

4. X线钡剂灌肠造影

不作为首选检查手段。X线可见黏膜粗乱或有细颗粒改变，也可呈多发性小龛影或小的充盈缺损，有时病变肠管缩短，结肠袋消失，肠壁变硬，可呈铅管状。重型或暴发型一般不宜做此检查，以免加重病情或诱发中毒性巨结肠。

(四) 诊断

临床上有持续或反复发作的腹泻和黏液脓血便、腹痛、里急后重、不同程度的全身症状，在排除细菌性痢疾、阿米巴痢疾、克罗恩病、肠结核等基础上，具有上述结肠镜检查重要改变中至少1项及黏膜活检组织学所见可以诊断本病。一个完整的诊断应包括其临床类型、临床严重程度、病变范围、病情分期及并发症。

(五) 治疗

治疗目的在于控制急性发作，缓解病情，减少复发，防治并发症。

1. 控制炎症反应

（1）氨基水杨酸制剂：5氨基水杨酸（5ASA）和柳氮磺吡啶（简称SASP）用于轻、中度UC的诱导缓解及维持治疗。用药方法：诱导期治疗

5ASA3～4g/d 分次口服或顿服,症状缓解后相同剂量或减量维持治疗。可联合 5ASA 栓剂局部用药或灌肠剂灌肠。SASP 疗效与 5ASA 相似,但不良反应较多。

(2)糖皮质激素:用于对 5ASA 疗效不佳的中度及重度病人的首选治疗。一般给予泼尼松口服 40～60mg/d,重症病人常先予氢化可的松 200～300mg/d 或地塞米松 10mg/d,静滴 7～14 天后,改为泼尼松 60mg/d,口服,病情好转后逐渐减量至停药。

(3)免疫抑制剂:硫唑嘌呤或巯嘌呤可用于对糖皮质激素治疗效果不佳或对糖皮质激素依赖的慢性持续型病例。

2. 对症治疗

及时纠正水、电解质平衡紊乱;严重贫血者可输血;低蛋白血症者应补充白蛋白。病情严重应禁食,并予以完全胃肠外营养治疗。

对腹痛、腹泻的对症治疗,要权衡利弊,使用抗胆碱能药物或止泻药如地芬诺酯或洛哌丁胺宜慎重;重症病人因有诱发中毒性巨结肠的危险,故应禁用。

抗生素治疗对一般病例并无指征。但对重症有继发感染者,应积极抗菌治疗,给予广谱抗生素,静脉给药,合用甲硝唑对厌氧菌感染有效。

(六)护理措施

1. 腹泻

与炎症导致肠黏膜对水钠吸收障碍以及结肠运动功能失常有关。

(1)病情观察:观察病人腹泻的次数、性质,腹泻伴随症状,如发热、腹痛等,监测粪便检查结果。

(2)用药护理:遵医嘱给予氨基水杨酸制剂、糖皮质激素、免疫抑制剂等治疗,以控制病情,使腹痛缓解。注意药物的疗效及不良反应,如应用 SASP 时,病人可出现恶心、呕吐、皮疹、粒细胞减少及再生障碍性贫血等。应嘱病人餐后服药,服药期间定期复查血象;应用糖皮质激素者,要注意激素不良反应,不可随意停药,防止反跳现象;应用硫唑嘌呤或巯嘌呤时病人可出现骨髓抑制的表现,应注意监测白细胞计数。

2.疼痛：腹痛

与肠道炎症、溃疡有关。

（1）病情监测：严密观察腹痛的性质、部位以及生命体征的变化，以了解病情的进展情况。如腹痛性质突然改变，应注意是否发生大出血、肠梗阻、中毒性巨结肠、肠穿孔等并发症。

3.营养失调：低于机体需要量

与长期腹泻及吸收障碍有关。

（1）饮食护理：指导病人食用质软、易消化、少纤维素又富含营养、有足够热量的食物，以利于吸收、减轻对肠黏膜的刺激并供给足够的热量，以维持机体代谢的需要。避免食用冷饮、水果、多纤维的蔬菜及其他刺激性食物，忌食牛乳和乳制品。急性发作期病人，应进流质或半流质饮食，病情严重者应禁食，按医嘱给予静脉高营养，以改善全身状况。应注意给病人提供良好的进餐环境，避免不良刺激，以增进病人食欲。

（2）营养监测：观察病人进食情况，定期测量病人的体重，监测血红蛋白、血清电解质和白蛋白的变化，了解营养状态的变化。

（七）健康指导

1.疾病知识指导

由于病因不明，病情反复发作，迁延不愈，常给病人带来痛苦，尤其是排便次数的增加，给病人的精神和日常生活带来很多困扰，易产生自卑、忧虑，甚至恐惧心理。应鼓励病人树立信心，以平和的心态应对疾病，自觉地配合治疗。指导病人合理休息与活动。在急性发作期或病情严重时均应卧床休息，缓解期适当休息，注意劳逸结合。急性活动期可给予流质或半流饮食，病情好转后改为富营养、易消化的少渣饮食，调味不宜过于辛辣。注重饮食卫生，避免肠道感染性疾病。不宜长期饮酒。

2.用药指导

嘱病人坚持治疗，不要随意更换药物或停药。教会病人识别药物的不良反应，出现异常情况如疲乏、头痛、发热、手脚发麻、排尿不畅等症状要及时就诊，以免耽误病情。反复病情活动者，应有终身服药的心理准备。

二、克罗恩病

克罗恩病是一种病因未明的胃肠道慢性炎性肉芽肿性疾病。病变多见于末段回肠和邻近结肠，但从口腔至肛门各段消化道均可受累，呈节段性分布。以腹痛、腹泻、体重下降为主要临床表现，常伴有发热、营养障碍等全身表现，肛周脓肿或瘘管等局部表现，以及关节、皮肤、眼、口腔黏膜、肝等肠外损害。重症病人迁延不愈，预后不良。发病年龄多在 15～30 岁，但首次发作可出现在任何年龄组，男女患病率近似。

(一)病理

病变同时累及回肠末段与邻近右侧结肠者多见，其次为只涉及小肠，主要在回肠，少数见于空肠。病变呈节段性分布，早期黏膜呈鹅口疮样溃疡，随后溃疡增大，形成纵行溃疡和裂隙溃疡，呈鹅卵石样外观。当病变累及肠壁全层，肠壁增厚变硬，肠腔狭窄，可发生肠梗阻。溃疡穿孔可致局部脓肿，或穿透至其他肠段、器官、腹壁，形成内瘘或外瘘，慢性穿孔可引起粘连。

(二)临床表现

多数起病隐匿、缓慢。病程呈慢性、长短不等的活动期与缓解期交替以及有终身复发倾向。少数急性起病，可表现为急腹症。腹痛、腹泻和体重下降三大症状是本病的主要临床表现。

1. 症状

(1)消化系统表现

①腹痛：为最常见的症状，多位于右下腹或脐周，间歇性发作，与肠内容物经过炎症狭窄的肠段而引起局部肠痉挛有关。多为痉挛性阵痛伴肠鸣音增强，常于进餐后加重，排便或肛门排气后缓解。若腹痛持续，则提示腹膜炎症或腹腔内脓肿形成。

②腹泻：亦常见，主要由病变肠段炎症渗出、蠕动增加及继发性吸收不良引起。早期腹泻为间歇性，后期可转为持续性。粪便多为糊状，一般无脓血和黏液。病变累及下段结肠或直肠者，可有黏液血便和里急后重。

（2）全身表现：①发热，与肠道炎症活动及继发感染有关，呈间歇性低热或中度热，少数呈弛张高热多提示有毒血症，少数病人以发热为首发和主要症状；②营养障碍，与慢性腹泻、食欲减退及慢性消耗有关，表现为消瘦、贫血、低蛋白血症和维生素缺乏等。

（3）肠外表现：与溃疡性结肠炎的肠外表现相似，但发生率较高。据我国统计报道，以口腔黏膜溃疡、皮肤结节性红斑、关节炎及眼病常见。

2. 体征

病人可呈慢性病容，精神状态差，重者呈消瘦贫血貌。轻者仅有右下腹或脐周轻压痛，重症者常有全腹明显压痛。部分病例可触及包块，以右下腹和脐周多见，系肠粘连、肠壁和肠系膜增厚以及肠系膜淋巴结肿大引起。瘘管形成是克罗恩病的特征性体征，因透壁性炎性病变穿透肠壁全层至肠外组织或器官而成。部分病人可见于肛门直肠周围瘘管、脓肿形成及肛裂等肛门周围病变，有时这些病变可为本病的首发或突出的体征。

3. 并发症

肠梗阻最常见，其次是腹腔内脓肿，可有吸收不良综合征，偶可并发急性穿孔或大量便血、累及直肠结肠者可发生癌变。

克罗恩病与溃疡性结肠炎的临床特点及鉴别见表2-3。

表2-3　克罗恩病与溃疡性结肠炎的临床特点及鉴别

鉴别点	克罗恩病	溃疡性结肠炎
症状	有腹泻，但脓血便较少见	脓血便多见
病变分布	呈节段性	连续
范围	全层	黏膜层及黏膜下层
部位	回盲部	直肠、乙状结肠
内镜	纵行溃疡，周围黏膜正常，即呈鹅卵石改变，病变间黏膜外观正常（非弥漫性）	溃疡浅，黏膜弥漫性充血、水肿、颗粒状炎性息肉
病理	裂隙状溃疡	隐窝脓肿、浅溃疡、杯状细胞减少
穿孔	少	少
瘘管	多	无
脓血便	少	多
肠腔狭窄	多见	少见

（三）实验室及其他检查

1. 血液检查

贫血常见且常与疾病严重程度平行；活动期白细胞计数增高；血沉增快；人血白蛋白下降。

2. 粪便检查

粪便隐血试验常为阳性，有吸收不良综合征者粪脂排出量增加，并可有相应吸收功能改变。

3. 影像学检查

较传统 X 线胃肠钡剂造影，CT 或 MRI 肠道检查可更清晰显示小肠病变，主要可见内外窦道形成，肠腔狭窄、肠壁增厚、强化，形成"木梳征"和肠周脂肪液化等征象。胃肠钡餐造影及钡剂灌肠可见肠黏膜皱襞粗乱、纵行溃疡或裂沟、鹅卵石征、假息肉、多发性狭窄或肠壁僵硬、瘘管形成等征象，由于肠壁增厚，可见填充钡剂的肠袢分离，提示病变呈节段性分布特性。腹部超声检查可显示肠壁增厚、腹腔或盆腔脓肿、包块等。

4. 结肠镜检查

病变呈节段性分布，见纵行溃疡、鹅卵石样改变、肠腔狭窄、炎性息肉等。病变处活检有时可在黏膜固有层发现非干酪坏死性肉芽肿或大量淋巴细胞。

（四）诊断

慢性起病，反复发作性右下腹或脐周痛，腹泻、体重下降，特别是伴有肠梗阻、腹部压痛、腹块、肠瘘、肛周病变、发热等表现者，结合 X 线、结肠镜检查及活组织检查的特征性改变，即可诊断本病，但需排除各种肠道感染性或非感染性炎症疾病及肠道肿瘤。当病变单纯累及结肠时，注意与溃疡性结肠炎鉴别。

（五）治疗

治疗目的在于控制病情，缓解症状，减少复发，防治并发症。

1. 氨基水杨酸制剂

对控制轻、中型病人的活动性有一定疗效，但仅适用于病变局限在结肠者。美沙拉嗪对病变在回肠和结肠者均有效，且可作为缓解期的维持治疗用药。

2. 糖皮质激素

适用于活动期病人，是目前控制病情活动最有效的药物，初量要足、疗程充分。一般给予泼尼松口服 30 ~ 40mg/d，重者可达 60mg/d，病情好转后逐渐减量至停药，并以氨基水杨酸制剂做维持治疗。

3. 免疫抑制剂

硫唑嘌呤或硫嘌呤适用于对糖皮质激素治疗效果不佳或对激素依赖的慢性活动性病例。

4. 生物制剂

近年来针对 IBD 炎症通路的各种生物制剂在治疗 IBD 取得良好疗效，如英夫利昔单抗、阿达木单抗等。

5. 对症治疗

纠正水、电解质平衡紊乱；严重贫血者可输血，低蛋白血症者输注人血清白蛋白。重症病人酌用要素饮食或全胃肠外营养，除营养支持外还有助于诱导缓解。腹痛、腹泻必要时可酌情使用抗胆碱能药物或止泻药，合并感染者静脉途径给予广谱抗生素。

6. 手术治疗

手术主要针对并发症，如完全性肠梗阻、瘘管与脓肿形成、急性穿孔或不能控制的大量出血等。

(六) 护理措施

1. 疼痛：腹痛

与肠内容物通过炎症狭窄肠段而引起局部肠痉挛有关。

（1）病情观察：严密观察病人腹痛的性质、部位以及伴随症状。如出现腹绞痛、腹部压痛及肠鸣音亢进或消失，应考虑是否并发肠梗阻，及时通知医生进行处理。

（2）用药护理：相当部分病人表现为激素依赖，多因减量或停药而复发，所以需要较长时间用药，应注意观察药物不良反应。加用免疫抑制剂如硫唑嘌呤或硫嘌呤维持用药的病人，用药期间应监测白细胞计数，注意观察白细胞减少等不良反应。某些抗菌药物如甲硝唑、喹诺酮类药物，长期应用不良反应大，故临床上一般与其他药物联合短期应用。

2. 腹泻

与病变肠段炎症渗出、蠕动增加及继发性吸收不良有关。

病情观察：严密观察病人腹泻的次数、性状，有无肉眼脓血和黏液，是否伴里急后重等，协助医生积极给予药物治疗。

3. 营养失调：低于机体需要量

与长期腹泻、吸收障碍有关。

第五节　脂肪性肝病

脂肪性肝病（fatty liver disease，FLD）是以肝细胞脂肪过度贮积和脂肪变性为特征的临床病理综合征。肥胖、饮酒、糖尿病、营养不良、部分药物、妊娠以及感染等是 FLD 发生的危险因素。临床上，根据有无长期过量饮酒分为非酒精性脂肪性肝病和酒精性肝病。

一、非酒精性脂肪性肝病

非酒精性脂肪性肝病（non-alcoholic fatty liver disease，NAFLD）指除外酒精和其他明确的肝损害因素所致的，以弥漫性肝细胞大泡性脂肪变为主要特征的临床病理综合征，包括单纯性脂肪性肝病以及由其演变的脂肪性肝炎、脂肪性肝纤维化、肝硬化甚至肝癌。本病在西方国家成人发病率为 10%～24%，肥胖人群的发病率可高达 57%～74%。我国近年发病率呈上升趋势，明显超过病毒性肝炎及酒精性肝病的发病率，成为最常见的慢性肝病之一。男女患病率基本相同，以 40～50 岁最多见。

（一）病因与发病机制

NAFLD 的病因较多，高能量饮食、含糖饮料、久坐少动等生活方式，以及肥胖、2型糖尿病、高脂血症、代谢综合征等单独或共同成为NAFLD的易感因素。"多重打击"学说可以解释部分NAFLD的发病机制。"初次打击"是肥胖、2型糖尿病、高脂血症等伴随的胰岛素抵抗，引起良性的肝细胞内脂质沉积，肝细胞内脂质尤其是甘油三酯沉积是形成NAFLD的先决条件。"第二次打击"是脂质过量沉积的肝细胞发生氧化应激和脂质过氧化，使脂肪变性的肝细胞发生炎症、坏死；内质网应激、肝纤维化也会加快疾病的进展；肠道菌群紊乱也与NAFLD的发生有关。此外，遗传背景、慢性心理应激、免疫功能紊乱，在NAFLD的发生和发展中也有一定作用。

（二）病理

病理改变以大泡性或以大泡性为主的肝细胞脂肪变性为特征，分为三个阶段：

1. 单纯性脂肪肝

肝小叶内30%以上的肝细胞发生脂肪变，以大泡性脂肪变性为主。

2. 脂肪性肝炎

为肝细胞大泡性或以大泡性为主的混合性脂肪变性的基础上，肝细胞气球样变，甚至伴有肝细胞不同程度的坏死，小叶内混合性炎性细胞浸润。

3. 脂肪性肝硬化

肝小叶结构完全毁损，代之以假小叶形成和广泛纤维化，大体为小结节性肝硬化。

（三）临床表现

起病隐匿，发病缓慢。

1. 症状

NAFLD常无症状。少数病人可有乏力、右上腹轻度不适、肝区隐痛或上腹胀痛等非特异症状。严重脂肪性肝病可有食欲减退、恶心、呕吐等。发展至肝硬化失代偿期则其临床表现与其他原因所致的肝硬化相似。

2. 体征

严重脂肪性肝病可出现黄疸，部分病人可有肝大。

（四）实验室及其他检查

1. 血清学检查

血清转氨酶和 γ - 谷氨酰转肽酶水平正常或轻、中度升高，通常以丙氨酸氨基转移酶（ALT）升高为主。

2. 影像学检查

B 超、CT 和 MRI 检查在脂肪性肝病的诊断上有重要的实用价值，其中 B 超敏感性高，CT 特异性强，MRI 在局灶性脂肪肝与肝内占位性病变鉴别时价值较大。

3. 病理学检查

肝穿刺活组织检查是确诊 NAFLD 的主要方法。

（五）诊断

凡具备下列第 1～5 项和第 6 或第 7 项中任何一项者即可诊断为 NAFLD：

（1）有易患因素：肥胖、2 型糖尿病、高脂血症等。

（2）无饮酒史或饮酒折合乙醇量男性每周＜ 140g，女性每周＜ 70g。

（3）除外病毒性肝炎、药物性肝病、全胃肠外营养、肝豆状核变性和自身免疫性肝病等可导致脂肪肝的特定疾病。

（4）除原发疾病的临床表现外，可有乏力、肝区隐痛、肝脾大等症状及体征。

（5）血清转氨酶或 γ-GT、转铁蛋白升高。

（6）符合脂肪性肝病的影像学诊断标准。

（7）肝组织学改变符合脂肪性肝病的病理学诊断标准。

（六）治疗

治疗主要针对不同的病因和危险因素，包括病因治疗、饮食控制、运动疗法和药物治疗。提倡中等量的有氧运动，饮食控制，控制体重在正常范围，合并高脂血症的病人可采用降血脂治疗，选择一些对肝细胞损害比较小的降血脂药如贝特类、他汀类或普罗布考类药。目前，临床用于治疗本病的药物疗效不稳定。维生素 E 具抗氧化作用，可减轻氧化应激反应，有建议可常规用于脂肪性肝炎治疗。

(七) 护理措施

超重 / 肥胖：与饮食失当、缺少运动有关。

1. 饮食护理

调整饮食结构，低热量、低脂为饮食原则。在满足基础营养需求的基础上，减少热量的摄入，维持营养平衡，维持正常血脂、血糖水平，降低体重至标准水平。指导病人避免高脂肪食物如动物内脏、甜食 (包括含糖饮料)，尽量食用含不饱和脂肪酸的油脂 (如橄榄油、菜籽油、茶油等)。多吃青菜、水果和富含纤维素的食物，以及瘦肉、鱼、豆制品等，不吃零食，睡前不加餐。避免辛辣刺激性食物；多吃有助于降低血脂的食物，如燕麦、绿豆、海带、茄子、芦笋、核桃、枸杞、豆制品、黑木耳、山楂、苹果、葡萄、猕猴桃等。可制定多种减肥食谱小卡片，提高病人的依从性。

2. 加强运动

适当增加运动可以有效地促进体内脂肪消耗。合理安排工作，做到劳逸结合，选择合适的锻炼方式，避免过度劳累。每天安排进行体力活动的量和时间应按减体重目标计算，对于需要亏空的能量，一般多考虑采用增加体力活动量和控制饮食相结合的方法，其中50%应该由增加体力活动的能量消耗来解决，其他50%可由减少饮食总能量和减少脂肪的摄入量以达到需要亏空的总能量。运动不宜在饭后立即进行，也应避开凌晨和深夜运动，以免扰乱身体节奏；对合并有糖尿病者锻炼应于饭后1小时进行。

3. 控制体重

合理设置减肥目标，用体重指数 (BMI) 和腹围等作为监测指标，以每年减轻原体重的 5% ~ 10% 或肥胖度控制在 0% ~ 10% [肥胖度 = (实际体重－标准体重) / 标准体重 × 100%] 为度。

4. 改变不良的生活习惯

吸烟、饮酒均可致血清胆固醇升高，应督促病人戒烟戒酒；改变长时间看电视、用电脑、上网等久坐的不良生活方式，增加有氧运动时间。

5. 病情监测

每半年测量体重、腰围、血压、肝功能、血脂和血糖，每年做肝、脾和胆囊的超声检查。

（八）健康指导

1. 疾病预防指导

让健康人群了解 NAFLD 的病因，建立健康的生活方式，改变各种不良的生活习惯、行为习惯。

2. 疾病知识指导

教育病人保持良好的心理状态，注意情绪的调节和稳定，鼓励病人随时就相关问题咨询医护人员。让病人了解本病治疗的长期性和艰巨性，增强治疗信心，持之以恒，提高治疗的依从性。

3. 饮食指导

指导病人建立合理的饮食结构及习惯，去掉不良的饮食习惯，戒除烟酒。实行有规律的一日三餐。无规律的饮食方式，如不吃早餐或三餐饥饱不均，会扰乱机体的营养代谢。避免过量摄食、吃零食、夜食，以免引发体内脂肪过度蓄积。此外，进食过快不易发生饱腹感，常使能量摄入过度。适宜的饮食可改善胰岛素抵抗，促进脂质代谢和转运，对脂肪肝的防治尤为重要。

4. 运动指导

运动应以自身耐力为基础，循序渐进，保持安全心率（中等强度体力活动时心率为 100～120 次 / 分钟，低强度活动时则为 80～100 次 / 分钟）及持之以恒的个体化运动方案，采用中、低强度的有氧运动，如慢跑、游泳、快速步行等。睡前进行床上伸展、抬腿运动，可提高睡眠质量。每天运动 1～2 小时优于每周 2～3 次剧烈运动。

二、酒精性肝病

酒精性肝病（alcoholic liver disease，ALD）是由于长期大量饮酒导致的中毒性肝损伤，初期表现为肝细胞脂肪变性，进而可发展为酒精性肝炎、肝纤维化，最终导致酒精性肝硬化。短期严重酗酒也可诱发广泛肝细胞损害甚至肝衰竭。本病在欧美国家多见，近年来我国的发病率也在上升。据一些地区流行病学调查发现，我国成人的酒精性肝病患病率为 4%～6%。

（一）病因与发病机制

饮酒后乙醇主要在小肠上段吸收，其中90%以上在肝内代谢。乙醇对肝细胞损害的机制尚未完全阐明，可能涉及多种机制。酒精性肝病发生的危险因素有：

（1）饮酒量及时间，短期内大量饮酒可发生酒精性肝炎，而平均每天摄入乙醇40g达5年以上可发展为酒精性肝硬化。

（2）遗传易感因素：被认为与酒精性肝病的发生密切相关，但具体的遗传标记尚未确定。

（3）性别：相同的乙醇摄入量女性比男性易患酒精性肝病，与女性体内乙醇脱氢酶（ADH）含量较低有关。

（4）其他肝病：如乙型或丙型肝炎病毒感染可增加酒精性肝病发生的危险性，并可加重酒精性肝损害。

（5）肥胖：是酒精性肝病的独立危险因素。

（6）营养不良。

（二）病理

基本病理变化为大泡性或大泡性为主伴小泡性的混合性肝细胞脂肪变性。依据病变肝组织是否伴有炎症反应和纤维化，可分为：

（1）酒精性脂肪肝，轻者散在单个肝细胞或小片状肝细胞受累，主要分布在小叶中央区，进一步发展呈弥漫分布。肝细胞无炎症、坏死，小叶结构完整。

（2）酒精性肝炎、肝纤维化，肝细胞坏死、中性粒细胞浸润、小叶中央区肝细胞内出现酒精性透明小体为酒精性肝炎的特征，严重时可出现融合性坏死和／或桥接坏死。窦周／细胞周纤维化和中央静脉周围纤维化，可扩展到门管区，中央静脉周围硬化性玻璃样坏死，局灶性或广泛性的门管区星芒状纤维化，严重的出现局灶性或广泛性桥接纤维化。

（3）酒精性肝硬化，肝小叶结构完全毁损，代之以假小叶形成和广泛纤维化，大体为小结节性肝硬化。

（三）临床表现

一般与饮酒的量和酗酒的时间长短有关。

1. 症状

一般情况良好，常无症状或症状轻微，可有乏力、食欲减退、右上腹胀痛或不适。酒精性肝炎常在大量饮酒后，出现全身不适、食欲减退、恶心、呕吐、乏力、腹泻、肝区疼痛等症状，严重者可并发急性肝衰竭表现。酒精性肝硬化临床表现与其他原因引起的肝硬化相似，以门静脉高压症为主，可伴有其他慢性酒精中毒的表现如神经精神症状、慢性胰腺炎等。

2. 体征

肝脏有不同程度的肿大。酒精性肝炎可有低热、黄疸、肝大并有触痛。

（四）实验室及其他检查

1. 血清学检查

血清天门冬氨酸氨基转移酶（AST）、丙氨酸氨基转移酶（ALT）轻度升高，AST升高比ALT升高明显是酒精性肝炎特征性的酶学改变，但AST和ALT值很少大于500U/L。

2. 影像学检查

B超检查可见肝实质脂肪浸润的改变，多伴有肝脏体积增大。CT平扫检查可准确显示肝脏形态改变及分辨密度变化。重度脂肪肝密度明显降低。影像学检查有助于酒精性肝病的早期诊断。

3. 病理学检查

肝活组织检查是确定酒精性肝病的可靠方法，是判断其严重程度和预后的重要依据，但很难与其他病因引起的肝损害鉴别。

（五）诊断

饮酒史是诊断酒精性肝病的必备依据，应详细询问病人饮酒的种类、每天摄入量、持续时间和饮酒方式等。根据饮酒史、临床表现及有关实验室及其他检查的结果，分析病人是否患有酒精性肝病及其临床病理阶段，以及是否合并其他肝病等。必要时肝穿刺活组织检查可确定诊断。

（六）治疗

1. 戒酒

是治疗酒精性肝病的关键。

2. 营养支持

长期嗜酒者，酒精取代了食物所提供的热量，故蛋白质和维生素摄入不足引起营养不良。所以酒精性肝病病人需要良好的营养支持，在戒酒的基础上应给予高热量、高蛋白、低脂饮食，并补充多种维生素。

3. 药物治疗

多烯磷脂酰胆碱可稳定肝窦内皮细胞膜和肝细胞膜，降低脂质过氧化，减轻肝细胞脂肪变性及其伴随的炎症和纤维化。美他多辛可加快乙醇代谢。

4. 肝移植

如同其他晚期肝硬化的治疗，严重酒精性肝硬化病人可考虑肝移植，但要求术前戒酒 3~6 个月，且无其他脏器的严重酒精性损害。

（七）护理措施

1. 健康自我管理无效

与长期大量饮酒有关。

（1）严格戒酒：积极引导病人戒酒，要坚持逐渐减量的原则，每天饮酒量以减少前一天的 1/3 为妥，在 1~2 周内完全戒断，以免发生酒精戒断综合征。出现严重的酒精戒断综合征时，光凭意志力或家人强行戒酒很容易发生危险，应及时治疗。有重度酒瘾的人戒酒，应寻求病人家属的支持和帮助。

（2）心理护理：戒酒过程中，由于血液中乙醇浓度迅速下降，可能出现情绪不安、暴躁、易怒、出汗、恶心等反应，要适时对病人进行心理护理，鼓励病人在戒酒中保持积极、乐观的心态，配合医护人员，接受各项治疗。戒酒同时要配合进行心理行为治疗。鼓励家属对病人多加关心和照顾，帮助病人克服忧郁、疑虑、悲伤等不良情绪，让病人体会到社会的温暖、人生的价值和健康的重要。

2. 营养失调：低于机体需要量

与长期大量饮酒、蛋白质和维生素摄入不足有关。

（1）饮食护理：酒依赖者，多以酒代饭，进食较少，导致营养不良，维生素缺乏。应以低脂肪、清淡、富有营养、易消化为饮食原则，少食多餐，禁忌生冷、辛辣刺激性食物。注意营养均衡，多吃些瘦肉、鱼肉、牛奶及富含维生素的蔬菜和水果等。

（2）营养监测：观察病人进食情况，定期测量病人的体重，了解营养状态的变化。

（八）健康指导

选取宣传酒精危害性的教育片或书刊，供病人观看或阅读，宣传科学饮酒的知识，认识大量饮酒对身体健康的危害性，协助病人建立戒酒的信心，培养健康的生活习惯，积极戒酒和配合治疗。

第六节　急性胰腺炎

急性胰腺炎（acute pancreatitis，AP）指多种病因使胰酶在胰腺内被激活引起胰腺组织自身消化，从而导致水肿、出血甚至坏死的炎症性损伤。临床主要表现为急性上腹部疼痛，呈持续性，可向腰背部放射，恶心、呕吐，发热，血和尿淀粉酶或脂肪酶增高，严重者可并发胰腺局部并发症、多器官功能衰竭等多种并发症。

一、病因与发病机制

（一）病因

引起急性胰腺炎的病因较多，我国急性胰腺炎的常见病因为胆源性，西方国家则以大量饮酒引起者多见。

1.胆石症与胆道疾病

国内胆石症、胆道感染、胆道蛔虫是急性胰腺炎发病的主要原因，占50% 以上，又称胆源性胰腺炎。引起胆源性胰腺炎的机制可能为：①胆石、感染、蛔虫等因素致 Oddi 括约肌水肿、痉挛，使十二指肠壶腹部出口梗阻，胆道内压力高于胰管内压力，胆汁逆流入胰管，引起急性胰腺炎；②胆石在移行过程中损伤胆总管、壶腹部或胆道感染引起 Oddi 括约肌松弛，使富含肠激酶的十二指肠液反流入胰管，引起急性胰腺炎；③胆道感染时细菌毒素、游离胆酸、非结合胆红素等，可通过胆胰间淋巴管交通支扩散到胰腺，激活胰酶，引起急性胰腺炎。

2. 酗酒和暴饮暴食

大量饮酒和暴饮暴食均可致胰液分泌增加，并刺激 Oddi 括约肌痉挛，十二指肠乳头水肿，胰液排出受阻，使胰管内压增加，引起急性胰腺炎。慢性嗜酒者常有胰液蛋白沉淀，形成蛋白栓堵塞胰管，致胰液排泄障碍。

3. 胰管阻塞

常见病因是胰管结石。其他如胰管狭窄、肿瘤或蛔虫钻入胰管等均可引起胰管阻塞，当胰液分泌旺盛时胰管内压增高，使胰管小分支和胰腺泡破裂，胰液与消化酶渗入间质引起急性胰腺炎。

4. 手术与创伤

腹腔手术特别是胰胆或胃手术、腹部钝挫伤等可直接或间接损伤胰腺组织与胰腺的血液供应引起胰腺炎。经内镜逆行胆胰管造影术（Endoscopic Retrograde CholangiaoPancreatography，ERCP）插管时导致的十二指肠乳头水肿或因重复注射造影剂、注射压力过高等原因发生胰腺炎。

5. 内分泌与代谢障碍

任何原因引起的高钙血症或高脂血症，可通过胰管钙化或胰液内脂质沉着等引发胰腺炎。高甘油三酯血症可因毒性脂肪酸损伤细胞而引发或加重胰腺炎。

6. 感染

某些急性传染病如流行性腮腺炎、传染性单核细胞增多症等，可增加胰液分泌引起急性胰腺炎，但症状多数较轻，随感染痊愈而自行消退。

7. 药物

某些药物如噻嗪类利尿药、糖皮质激素、四环素、磺胺类等，可直接损伤胰腺组织，使胰液分泌或黏稠度增加，引起急性胰腺炎。

8. 其他

十二指肠球后穿透性溃疡、十二指肠乳头旁肠憩室炎、胃部手术后输入祥综合征、肾或心脏移植术后等亦可导致急性胰腺炎，临床较少见。临床有 5%～25% 的急性胰腺炎病因不明，称为特发性胰腺炎。

(二) 发病机制

急性胰腺炎的发病机制尚未完全阐明。上述各种病因虽然致病途径不同，但有共同的病理生理过程，即胰腺的自身消化。正常胰腺分泌的消化酶有两种形式，一种是有生物活性的酶，另一种是以酶原形式存在的无活性的酶。正常分泌以无活性的酶原占绝大多数，这是胰腺避免自身消化的生理性防御屏障。在上述各种致病因素作用下，胰管内高压、腺泡细胞内钙离子水平增高，导致胰腺腺泡内酶原被激活，大量活化的胰酶引起胰腺组织自身消化、水肿、出血甚至坏死的炎症反应。炎症向全身扩散可出现多器官炎症反应及功能障碍。

二、病理

急性胰腺炎从病理上可分为急性水肿型和急性出血坏死型两型。急性水肿型约占急性胰腺炎的90%。大体上见胰腺肿大、水肿、分叶模糊、质脆，病变累及部分或整个胰腺，胰腺周围有少量脂肪坏死。急性出血坏死型大体上表现为红褐色或灰褐色，并有新鲜出血区，分叶结构消失。有较大范围的脂肪坏死灶，散落在胰腺及胰腺周围组织，称为钙皂斑。坏死灶周围有炎性细胞浸润，病程长者可并发脓肿、假性囊肿或瘘管形成。

三、临床表现

急性胰腺炎因病情程度不同，病人临床表现多样。

(一) 症状

1. 腹痛

为本病的主要表现和首发症状，常在暴饮暴食或酗酒后突然发生。疼痛剧烈而持续，腹痛常位于中左上腹甚至全腹，可向腰背部放射，呈钝痛、钻痛、绞痛或刀割样痛，可有阵发性加剧。病人取弯腰抱膝位疼痛可减轻，一般胃肠解痉药无效。水肿型腹痛一般 3～5 天后缓解。坏死型腹部剧痛，持续较长，由于渗液扩散可引起全腹痛。少数年老体弱病人可表现为腹痛极轻微或无腹痛。腹痛的机制包括：①炎症刺激和牵拉胰腺包膜上的神经末梢；②炎性渗出液和胰液外渗刺激腹膜和腹膜后组织；③炎症累及肠道引起肠胀气和肠麻痹；④胰管阻塞或伴有胆囊炎、胆石症引起疼痛。

2. 恶心、呕吐及腹胀

起病后多出现恶心、呕吐，呕吐物为胃内容物，重者可混有胆汁甚至血液，呕吐后无舒适感。常同时伴有腹胀，甚至出现麻痹性肠梗阻。

3. 发热

多数病人有中度以上发热，一般持续3～5天。若持续发热1周以上并伴有白细胞升高，应考虑有胰腺脓肿或胆道炎症等继发感染。

4. 低血压或休克

重症胰腺炎常发生。病人烦躁不安，皮肤苍白、湿冷等；极少数病人可突然出现休克，甚至发生猝死。

5. 水、电解质及酸碱平衡紊乱

多有轻重不等的脱水，呕吐频繁者可有代谢性碱中毒。重症者可有严重脱水和电解质紊乱，部分病人可有血糖增高。

（二）体征

1. 轻症急性胰腺炎

腹部体征较轻，往往与主诉腹痛程度不十分相符，可有腹胀和肠鸣音减弱，多数中上腹有压痛，无腹肌紧张和反跳痛。

2. 重症急性胰腺炎

病人常呈急性重病面容、痛苦表情、脉搏增快、呼吸急促、血压下降。病人腹肌紧张，全腹显著压痛和反跳痛，伴有麻痹性肠梗阻时有明显腹胀，肠鸣音减弱或消失。可出现移动性浊音，腹水多呈血性。少数病人由于胰酶或坏死组织液沿腹膜后间隙渗到腹壁下，致两侧腰部皮肤呈暗灰蓝色，称格雷·特纳（GreyTurner）征，或出现脐周围皮肤青紫，称卡伦（Cullen）征。如有胰腺脓肿或假性囊肿形成，上腹部可扪及肿块。胰头炎性水肿压迫胆总管时，可出现黄疸。低血钙时有手足抽搐，多因大量脂肪组织坏死分解出的脂肪酸与钙结合成脂肪酸钙，钙大量消耗所致，此提示预后不良。

(三) 并发症

1. 局部并发症

急性胰腺炎的局部并发症主要是局部感染、假性囊肿和胰腺脓肿。假性囊肿常在起病3～4周后，因胰液和液化的坏死组织在胰腺内或其周围包裹所致。胰腺脓肿在重症胰腺炎起病2～3周后，因胰腺内、胰腺周围积液或胰腺假性囊肿感染发展而来。其他局部并发症包括胃流出道梗阻、腹腔间隔室综合征、门静脉系统（含脾静脉）血栓形成等。

2. 全身并发症

重症急性胰腺炎常并发不同程度的多器官功能衰竭。常在发病后数天出现，如急性肾损伤、急性呼吸窘迫综合征、心力衰竭、消化道出血、胰性脑病、败血症及真菌感染、高血糖等，病死率极高。

四、实验室及其他检查

(一) 白细胞计数

多有白细胞增多及中性粒细胞核左移。

(二) 淀粉酶测定

血清淀粉酶一般在起病后2～12小时开始升高，48小时后开始下降，持续3～5天。血清淀粉酶超过正常值3倍即可诊断本病。但淀粉酶的高低不一定反映病情轻重，出血坏死胰腺炎血清淀粉酶值可正常或低于正常。尿淀粉酶升高较晚，在发病后12～14小时开始升高，下降缓慢，持续1～2周，但尿淀粉酶结果受病人尿量与尿液浓缩、稀释的影响，结果波动较大。

(三) 血清脂肪酶测定

血清脂肪酶常在起病后24～72小时开始升高，持续7～10天，对发病后就诊较晚的急性胰腺炎病人有诊断价值，且特异性也较高。

(四) C 反应蛋白 (CRP) 测定

CRP 是组织损伤和炎症的非特异性标志物，有助于评估与监测急性胰腺炎的严重性，在胰腺坏死时 CRP 明显升高。

(五) 其他生化检查

暂时性血糖升高常见，持久的空腹血糖高于 11.2mmol/L 反映胰腺坏死，提示预后不良。可有暂时性低钙血症，血钙若低于 2mmol/L 则预后不良。此外，可有血清 AST、LDH 增加，人血白蛋白降低。

(六) 影像学检查

腹部 X 线检查可见"哨兵祥"和"结肠切割征"，为胰腺炎的间接征象，并可发现肠麻痹或麻痹性肠梗阻征象；腹部 B 超和 CT、MRI 成像可见胰腺体积增大，其轮廓与周围边界模糊不清，坏死区呈低回声或低密度图像，对并发胰腺脓肿或假性囊肿的诊断有帮助。通过磁共振胆胰管造影 (magnetic resonance cholangio pancreatography，MRCP)，可以判断有无胆胰管梗阻。

五、诊断

(一) 急性胰腺炎诊断标准

①急性发作、持续性、剧烈的中上腹痛，常放射到背部，符合急性胰腺炎特征；②血清淀粉酶或脂肪酶大于正常值上限 3 倍；③超声、CT 或 MRI 等影像学检查显示胰腺肿大、渗出或坏死等胰腺炎改变。符合上述 3 项中的任意 2 项，排除其他急腹症后，可确定急性胰腺炎诊断。

(二) 严重度分级诊断

修订后的亚特兰大分类标准将急性胰腺炎严重程度分为 3 级：轻症、中度重症和重症。

1. 轻症急性胰腺炎 (mild acute pancreatitis，MAP)

无器官功能衰竭，也无局部或全身并发症。通常在 1~2 周内恢复。轻症占急性胰腺炎的 60%~80%, 病死率极低。

2. 中度重症急性胰腺炎 (moderate severe acute pancreatitis, MSAP)

存在局部并发症或全身并发症。可伴有短暂性器官功能衰竭 (持续时间小于 48 小时), 中度重症占急性胰腺炎的 10%~30%, 病死率小于 5%。

3. 重症急性胰腺炎 (severe acute pancreatitis, SAP)

伴有持续性器官功能衰竭 (持续时间大于 48 小时)。重症占急性胰腺炎的 5%~10%, 病死率达 30%~50%。

六、治疗

急性胰腺炎治疗要做好两个方面的工作, 即积极寻找并去除病因和控制炎症。

(一) 轻症急性胰腺炎治疗

①禁食: 有腹痛、呕吐时, 短期禁食 1~3 天, 如果无恶心、呕吐, 腹痛已缓解, 有饥饿感, 可以尝试经口进食。②静脉输液: 维持水、电解质和酸碱平衡。③吸氧: 给予鼻导管吸氧或面罩吸氧, 维持血氧饱和度大于 95%。④抑制胃酸和胰液分泌: 可用质子泵抑制剂 (PPI) 或 H_2 受体拮抗药, 通过抑制胃酸分泌而间接抑制胰腺分泌, 还可以预防应激性溃疡的发生。⑤镇痛: 疼痛剧烈时在严密观察下可注射镇痛药, 如盐酸布桂嗪 50mg 肌内注射、盐酸哌替啶 25~100mg 肌内注射, 注意观察有无呼吸抑制、低血压等不良反应。⑥抗感染: 胆源性胰腺炎常合并胆道感染, 可针对革兰氏阴性菌选用第 3 代头孢菌素 (如头孢哌酮)。⑦胃肠减压与通便: 对有明显腹胀者应胃肠减压, 可用甘油、大黄水或生理盐水灌肠; 或口服生大黄、硫酸镁或乳果糖, 促进排便。

(二) 中度重症及重症急性胰腺炎治疗

中度重症急性胰腺炎早期应加强病情监测, 防止重症急性胰腺炎的发生, 及时有效地控制全身炎症反应综合征。重症急性胰腺炎治疗措施包括: ①有条件应转入重症监护室进行治疗。②液体复苏。积极补充液体和电解质, 维持有效循环血容量。如病人有慢性心功能不全或肾衰竭时应限液、限速，防止发生肺水肿；伴有休克者给予白蛋白、血浆等。③使用生长抑素类药物。生长抑素具有抑制胰液和胰酶分泌，抑制胰酶合成的作用，尤以生长抑素和其拟似物奥曲肽疗效较好，生长抑素 $250 \sim 500\,\mu\mathrm{g/h}$ 或奥曲肽 $25 \sim 50\,\mu\mathrm{g/h}$，持续静脉滴注，疗程 $3 \sim 7$ 天。④营养支持。早期一般采用胃肠外营养，如无肠梗阻，尽快过渡到肠内营养。⑤急诊内镜治疗去除病因。对胆总管结石、急性化脓性胆管炎、胆源性败血症等胆源性急性胰腺炎，应尽早行内镜下 Oddi 括约肌切开术、取石术、放置引流管等，利于降低胰管内高压，还可快速控制感染。⑥并发胰腺脓肿、假性囊肿、弥漫性腹膜炎、肠穿孔、肠梗阻及肠麻痹坏死时，需实施外科手术。

七、护理措施

(一) 疼痛: 腹痛

与胰腺及其周围组织炎症、水肿或出血坏死有关。

1. 休息与体位

病人应绝对卧床休息，减轻胰腺的负担，促进组织修复。保证睡眠，促进体力的恢复。腹痛时协助病人取弯腰、前倾坐位或屈膝侧卧位，以缓解疼痛。因剧痛辗转不安者应防止坠床，去除周围一切危险物品，保证安全。

2. 饮食护理

①禁食和胃肠减压。轻症急性胰腺炎经过 $3 \sim 5$ 天禁食和胃肠减压，当疼痛减轻、发热消退，即可先给予少量无脂流质。②加强营养支持。及时补充水分及电解质，保证有效血容量。早期一般给予 TPN，如无梗阻，宜早期行空肠插管，过渡到 EN。营养支持可增强肠道黏膜屏障，减少肠内细菌移位引发感染的可能。③鼻空肠管肠内营养。若病人禁食、禁饮在 1 周以上，可以考虑在 X 线引导下经鼻腔置空肠营养管，实施肠内营养。

3. 用药护理

腹痛剧烈者，可遵医嘱给予哌替啶止痛，反复使用可致成瘾。禁用吗啡，以防引起 Oddi 括约肌痉挛，加重病情。注意监测用药后病人疼痛有无减轻，疼痛的性质和特点有无改变。若疼痛持续存在伴有高热，则应考虑可能并发胰腺脓肿；如疼痛剧烈、腹肌紧张、压痛和反跳痛明显，提示并发腹膜炎，应报告医生及时处理。

（二）潜在并发症

低血容量性休克。

1. 病情观察

严密监测生命体征、血氧饱和度等。注意有无脉搏细速、呼吸急促、尿量减少等低血容量的表现。注意观察呕吐物的量及性质，行胃肠减压者，观察和记录引流量及性质。观察病人皮肤、黏膜的色泽与弹性有无变化，判断失水程度。准确记录24小时出入量，作为补液的依据。定时留取标本，监测血、尿淀粉酶，血糖、电解质的变化，做好动脉血气分析的测定。

2. 维持有效血容量

迅速建立有效静脉通路输入液体及电解质，禁食病人每天的液体入量常需在3000ml以上，以维持有效循环血容量。注意根据病人脱水程度、年龄和心肺功能调节输液速度，及时补充因呕吐、发热和禁食所丢失的液体和电解质，纠正酸碱平衡失调。

3. 防治低血容量性休克

如病人出现意识状态改变、脉搏细弱、血压下降、尿量减少、皮肤黏膜苍白、冷汗等低血容量性休克的表现，应积极配合医生进行抢救。①迅速准备好抢救用物如静脉切开包、人工呼吸器、气管切开包等。②病人取仰卧中凹卧位，注意保暖，给予氧气吸入。③尽快建立静脉通路，必要时中心静脉置管，按医嘱输注液体、血浆或全血，补充血容量。根据血压调整给药速度，必要时测定中心静脉压，以决定输液量和速度。④如循环衰竭持续存在，遵医嘱给予升压药。注意病人血压、意识状态及尿量的变化。

八、健康指导

（一）疾病知识指导

向病人讲解本病的主要诱发因素、预后及并发症知识。教育病人积极治疗胆道疾病，避免复发。如出现腹痛、腹胀、恶心等表现时，及时就诊。谨慎用药，如氢氯噻嗪、硫唑嘌呤等可诱发胰腺炎，需要在医生指导下使用。

(二) 饮食指导

腹痛缓解后，应从少量低脂饮食开始逐渐恢复正常饮食，应避免刺激性强、产气多、高脂和高蛋白食物。康复期进食仍要注意，如出现腹痛、腹胀或腹泻等消化道症状，说明胃肠对脂肪消化吸收还不能耐受，饮食中脂肪、蛋白质的量还要减少，甚至暂停。戒除烟酒 (含酒精类饮料)，防止复发。

第三章 神经系统疾病的治疗与护理

第一节 短暂性脑缺血发作

短暂性脑缺血发作（transient ischemic attack，TIA）是指由于局部脑或视网膜缺血引起的短暂性神经功能缺损，临床症状一般不超过 1 小时，最长不超过 24 小时，且无责任病灶的证据。

一、临床表现

（一）临床特点

（1）50～70 岁中老年多见，男性多于女性。

（2）多伴有高血压、动脉粥样硬化、糖尿病、高血脂和心脏病等脑血管疾病的高危因素。

（3）突发局灶性脑或视网膜功能障碍，持续时间短暂，最长时间不超过 24 小时，不遗留神经功能缺损症状。

（4）可反复发作，且每次发作表现相似。

（二）不同动脉系统 TIA 表现

1. 颈内动脉系统 TIA

（1）常见症状，可见病灶对侧发作性肢体单瘫、偏瘫和面瘫、单肢或偏身麻木。

（2）特征性症状，包括病变侧单眼一过性黑矇或失明，对侧偏瘫及感觉障碍，优势半球受累可有失语。

（3）可能出现的症状，如病灶对侧同向性偏盲。

2. 椎基底动脉系统 TIA

(1) 常见症状，如眩晕、恶心和呕吐、平衡失调。

(2) 特征性症状，包括跌倒发作和短暂性全面遗忘症（transient global amnesia，TGA）。前者表现为转头或仰头时，双下肢无力而跌倒，常可很快自行站起，无意识丧失；后者表现为发作时出现短时间记忆丧失，对时间、地点定向障碍，但对话、书写和计算能力正常，无意识障碍，持续数分钟或数小时。

(3) 可能出现的症状，如吞咽障碍、构音不清、共济失调（小脑缺血）、交叉性瘫痪（脑干缺血）。

二、诊断

绝大多数 TIA 病人就诊时症状和体征已经消失，而头颅 CT 或 MRI 检查无异常发现，故其诊断主要依靠病史。中老年人突然出现局灶性脑损害症状或体征并在 24 小时内完全恢复者，应考虑 TIA 的可能。

三、治疗

TIA 是卒中的高危因素，需积极进行治疗。治疗目的是消除病因、减少及预防复发，保护脑功能。

（一）病因治疗

是预防 TIA 复发的关键。应积极查找病因，针对可能存在的危险因素进行治疗，如控制血压、调节血脂和血糖、治疗心律失常、改善心功能、纠正血液成分异常、防止颈部过度活动等。

（二）药物治疗

根据发作的频率可分为偶发和频发两种形式。无论何种原因引起的偶发，都应看作永久性卒中的重要危险因素而进行适当的药物治疗。对于在短时间内频繁发作者，应视为神经科急症进行处理，迅速控制其发作。

1. 抗血小板聚集

非心源性栓塞性 TIA 推荐抗血小板治疗。可减少微栓子的发生，预防复发。常用药物有阿司匹林、氯吡格雷、双嘧达莫等。对于卒中高复发风险和伴有症状性颅内动脉狭窄的 TIA 病人应尽早给予阿司匹林联合氯吡格雷治疗。

2. 抗凝治疗

心源性栓塞性 TIA 一般推荐抗凝治疗。可在神经影像排除脑出血后尽早开始实施。常用药物有肝素、低分子肝素、华法林及新型口服抗凝药（如达比加群、利伐沙班等）。

3. 扩容治疗

主要纠正低灌注，适用于血流动力型 TIA。

4. 溶栓治疗

TIA 病人不作为静脉溶栓治疗的禁忌证，对于反复发作，临床有脑梗死诊断可能的病人，应积极进行溶栓治疗。

5. 中药

常用药物有川芎、丹参、红花、三七等。

四、护理措施

(一) 常规护理

1. 一般护理

发作时卧床休息，注意枕头不宜太高，以枕高 15～25cm 为宜，以免影响头部的血液供应；转动头部时动作宜轻柔、缓慢，防止颈部活动过度诱发短暂脑缺血发作；平时应适当运动或体育锻炼，注意劳逸结合，保证充足睡眠。

2. 饮食护理指导

患者进食低盐低脂、清淡、易消化、富含蛋白质和维生素的饮食，多吃蔬菜、水果，戒烟酒，忌辛辣油炸食物和暴饮暴食，避免过分饥饿。合并糖尿病的患者还应限制糖的摄入，严格执行糖尿病饮食。

3. 心理护理

帮助患者了解本病治疗与预后的关系，消除患者的紧张、恐惧心理，保持乐观心态，积极配合治疗，并自觉改变不良生活方式，建立良好的生活习惯。

（二）专科护理

1. 症状护理

（1）对肢体乏力或轻偏瘫等步态不稳的患者，应注意保持周围环境的安全，移开障碍物，以防跌倒，教会患者使用扶手等辅助设施。对有一过性失明或跌倒发作的患者，如厕、沐浴或外出活动时应有防护措施。

（2）对有吞咽障碍的患者，进食时宜取坐位或半坐位，喂食速度宜缓慢，药物宜压碎，以利于吞咽，并积极做好吞咽功能的康复训练。

（3）对有构音不清或失语症的患者，护士在实施治疗和护理活动过程中，注意言行不要有损患者自尊，鼓励患者用有效的表达方式进行沟通，表达自己的需要，并指导患者积极进行语言康复训练。

2. 用药护理

详细告知药物的作用机制、不良反应及用药注意事项，并注意观察药物疗效情况。血液病有出血倾向，严重的高血压和肝、肾疾病，消化性溃疡等均为抗凝治疗禁忌证。肝素 50mg 加入生理盐水 500mL 静脉滴注时，速度宜缓慢，10～20 滴／分，维持 24～48 小时。

3. 安全护理

（1）使用警示牌提示患者，贴于床头呼吸带处，如小心跌倒、防止坠床。

（2）楼道内行走、如厕、沐浴有人陪伴，穿防滑鞋，卫生员清洁地面后及时提示患者。

（3）呼叫器置于床头，告知患者出现头晕、肢体无力等表现及时通知医护人员。

第二节　脑梗死

脑梗死又称缺血性脑卒中，指各种脑血管病变所致脑部血液供应障碍，导致局部脑组织缺血、缺氧性坏死，而迅速出现相应神经功能缺损的一类临床综合征。脑梗死是卒中最常见类型，占 70%～80%。由于脑供血动脉闭塞或严重狭窄所致的脑梗死包括脑血栓形成和脑栓塞。

一、脑血栓形成

脑血栓形成即动脉粥样硬化性血栓性脑梗死，是在脑动脉粥样硬化等动脉壁病变的基础上，脑动脉主干或分支管腔狭窄、闭塞或形成血栓，造成该动脉供血区局部脑组织血流中断而发生缺血、缺氧性坏死，引起偏瘫、失语等相应的神经症状和体征。脑血栓形成是临床最常见的脑血管疾病，也是脑梗死最常见的临床类型，约占全部脑梗死的60%。

(一) 临床表现

脑梗死的临床表现与梗死部位、受损区侧支循环等情况有关。

(二) 诊断

根据以下临床特点可明确诊断。

(1) 中、老年病人，存在动脉粥样硬化、高血压、高血糖等脑卒中的危险因素。

(2) 静息状态下或睡眠中起病，病前有反复的 TIA 发作史。

(3) 偏瘫、失语、感觉障碍等局灶性神经功能缺损的症状和体征在数小时或数天内达高峰，多无意识障碍。

(4) 结合 CT 或 MRI 可明确诊断。应注意与脑栓塞和脑出血等疾病鉴别。

(三) 治疗

卒中病人应收入卒中单元。卒中单元（stroke unit, SU）是指提高住院卒中病人疗效的医疗管理模式，专为卒中病人提供药物治疗、肢体康复、语言训练、心理康复和健康康复的组织系统。卒中单元的核心工作人员包括临床医生、专业护士、物理治疗师、职业治疗师、语言训练师和社会工作者。将卒中的急救、治疗、护理及康复有机地融为一体，使病人得到及时、规范的诊断和治疗，能有效降低病死率和致残率，提高生活质量，缩短住院时间和减少花费，并有利于出院后的管理和社区治疗。

1. 急性期治疗

(1) 早期溶栓：在发病后 3～4.5 小时以内进行溶栓使血管再通，及时恢复血流和改善组织代谢，可以挽救梗死周围仅功能改变的缺血半暗带（ischemic penumbra，IP）组织。缺血半暗带即围绕在缺血中心坏死区以外的可逆性损伤组织，由于其存在大动脉残留血流和（或）侧支循环，故脑缺血程度较轻，仅功能缺损，具有可逆性。缺血中心区和缺血半暗带是一个动态的病理生理过程，随着缺血程度的加重和时间的延长，中心坏死区逐渐扩大，缺血半暗带逐渐缩小。溶栓治疗是目前最重要的恢复血流措施。重组组织型纤溶酶原激活剂（recombinant tissue type plasminogen activator，rt-PA）和尿激酶（urokinase，UK）是我国目前使用的主要溶栓药物。

①rt-PA：可与血栓中纤维蛋白结合成复合体，后者与纤溶酶原有高度亲和力，使之转变为纤溶酶，溶解新鲜的纤维蛋白。rt-PA只引起局部溶栓，而不产生全身溶栓状态。剂量为0.9mg/kg（最大剂量90mg），其中输注总量的10%在最初1分钟内静脉注射，其余输液泵持续静脉滴注1小时。

②UK：可渗入血栓内，同时激活血栓内和循环中的纤溶酶原，起到局部溶栓作用，并使全身处于溶栓状态。剂量为100万~150万IU，溶于生理盐水100~200mL中，持续静脉输注30分钟。应用溶栓药物期间应严密监护病人。

（2）调整血压：急性期脑梗死血压的调控应遵循个体化、慎重、适度原则。缺血性脑卒中后24小时内血压升高的病人应谨慎处理，应首先针对导致血压升高的相关因素如疼痛、呕吐、颅内压增高、焦虑、卒中后应激状态等采取措施。建议病人血压维持在较平时稍高水平，以保证脑部灌注，防止梗死面积扩大。卒中发作后血压≥220/110mmHg时，初始降压<15%相对安全。

（3）防治脑水肿：脑水肿常于发病后3~5天达高峰，多见于大面积梗死。严重脑水肿和颅内压增高是急性重症脑梗死的常见并发症和主要死亡原因。当病人出现剧烈头痛、喷射性呕吐、意识障碍等高颅压征象时，常用20%甘露醇125~250mL，快速静滴，每6~8小时1次；心、肾功能不全的病人可改用呋塞米20~40mg静脉注射，每6~8小时1次。亦可用10%复方甘油、白蛋白等。

（4）控制血糖：急性期病人血糖升高较常见，可能为原有糖尿病的表现或应激反应。血糖超过10mmol/L时可给予胰岛素治疗。应加强血糖监测，可将高血糖病人血糖控制在 7.8 ~ 10mmol/L，血糖低于 3.3mmol/L 时，可给予 10% ~ 20% 葡萄糖口服或注射治疗。目标是达到正常血糖。

（5）抗血小板聚集：未行溶栓治疗的病人应在发病后 48 小时内服用阿司匹林 150 ~ 300mg/d，但不主张在溶栓后 24 小时内应用，以免增加出血风险。急性期过后可改为预防剂量（50 ~ 300mg/d）。不能耐受阿司匹林者可口服氯吡格雷 75mg/d。

（6）抗凝治疗：常用药物包括肝素、低分子肝素和华法林。一般不推荐发病后急性期应用，抗凝药物可预防卒中复发、阻止病情恶化或改善预后。对于长期卧床病人，尤其是合并高凝状态有深静脉血栓形成和肺栓塞趋势者，可应用低分子肝素预防治疗。心房颤动者可遵医嘱使用华法林和利伐沙班等新型口服抗凝药治疗。

（7）脑保护治疗：应用胞磷胆碱、钙通道阻滞药尼莫地平、自由基清除剂依达拉奉、脑活素等药物，可通过降低脑代谢，干预缺血引发细胞毒性机制而减轻缺血性脑损伤。

（8）中医中药治疗：丹参、川芎嗪、三七、葛根素、银杏叶制剂等可降低血小板聚集和血液黏滞度、抗凝、改善脑循环。

（9）血管内介入治疗：包括动脉溶栓、桥接、机械取栓、血管成形和支架术等。在发病 6 小时内对于静脉溶栓治疗无效或不适合静脉溶栓的大血管闭塞病人，给予机械取栓，距最后正常时间 6 ~ 24 小时者，经严格临床及影像学评估后，可进行血管内机械取栓治疗。

（10）早期康复治疗：如果病人神经功能缺损的症状和体征不再加重，生命体征稳定，即可进行早期康复治疗，目的是减少并发症出现和纠正功能障碍，调控心理状态，为提高病人的生活质量打好基础。如加强卧床病人体位的管理：进行良肢位的摆放，加强呼吸道管理和皮肤的管理以预防感染和压力性损伤，进行肢体被动或主动运动以防关节挛缩和肌肉萎缩等。

2. 恢复期治疗

继续稳定病人的病情，高血压病人控制血压，高血脂病人调节血脂等。恢复期病人的患侧肢体由迟缓性瘫痪逐渐进入痉挛性瘫痪，康复治疗是重要的治疗手段。原则是综合各种康复手段如物理疗法、针灸、言语训练、认知训练、吞咽功能训练、合理使用各种支具，促进病人患肢随意运动的出现，强化日常生活活动能力（ADL）训练，为病人早日回归家庭和社会做好必要的准备。

（四）护理措施

1. 躯体移动障碍

（1）心理护理：因偏瘫、失语及肢体和语言功能恢复速度慢、需时长，日常生活需依赖他人照顾，可使病人产生焦虑、抑郁等心理问题，进而影响疾病的康复和病人生活质量。应关心、尊重病人，鼓励其表达自己的感受，避免任何刺激和伤害病人的言行。多与病人和家属沟通，耐心解答病人和家属提出的问题，解除病人思想顾虑。鼓励病人和家属主动参与治疗、护理活动。

（2）用药护理：病人常联合应用溶栓、抗凝、脑代谢活化剂等多种药物治疗。护士应熟悉病人所用药物的药理作用、用药注意事项、不良反应和观察要点，遵医嘱正确用药。

①溶栓药物：应遵循病人进入医院到溶栓给药时间≤60分钟的原则，快速完成用药前准备，建立单独静脉通路输注溶栓药物，遵医嘱给药。密切观察病情，如出现严重头痛、血压骤升、恶心、呕吐，或意识水平、言语、肌力等神经功能恶化表现，应立即询问医生是否停用溶栓药物，并做好再次进行 CT 检查的准备。观察有无口鼻腔、呼吸道、消化道、皮肤、黏膜出血等表现，发现异常应及时报告医生处理。

②20% 甘露醇：选择较粗大的静脉给药，以保证药物能快速静滴（125～250mL 在 15～30 分钟内滴完），注意观察用药后病人的尿量和尿液颜色，准确记录 24 小时出入量；定时复查尿常规、血生化和肾功能，观察有无药物结晶阻塞肾小管所致少尿、血尿、蛋白尿及血尿素氮升高等急性肾损伤的表现；观察有无脱水速度过快所致头痛、呕吐、意识障碍等低颅压综合征的表现，并注意与高颅压进行鉴别。

2. 吞咽障碍

（1）吞咽功能评估：观察病人能否经口进食及进食类型（固体、半流质、流质）、进食量和进食速度，饮水时有无呛咳；评估病人吞咽功能及营养状态。

（2）经口进食的护理

①体位选择。能坐起的病人采取坐位进食，头略前屈，不能坐起的病人取仰卧位下将床头摇起呈30°，头下垫枕使头部前屈。

②食物的选择。选择病人喜爱的营养丰富易消化的食物，为防止误吸，便于食物在口腔内的移送和吞咽，可通过改变食物性状，使其易于形成食团便于吞咽。食物性状的改变是通过切碎、研磨或与液体混合等，也可将稀薄的液体增加增稠剂，使原食品黏稠度进行机械改变从而使其更易食用，且不易松散，有一定黏度，能够变形，利于顺利通过口腔和咽部，不易粘在黏膜上。

③吞咽方法的选择。空吞咽和吞咽食物交替进行；侧方吞咽指吞咽时头侧向健侧肩部，防止食物残留在患侧梨状隐窝内，尤其适合偏瘫的病人；点头样吞咽指吞咽时配合头前屈、下颌内收如点头样的动作，以加强对气道的保护，利于食物进入食管。

（3）防止误吸、窒息：因疲劳有增加误吸的危险，所以进食前应注意休息；应保持进餐环境的安静、舒适；告知病人进餐时不要讲话，减少进餐时环境中分散注意力的干扰因素，如关闭电视和收音机、停止护理活动等，以避免呛咳和误吸；因用吸管饮水需要比较复杂的口腔肌肉功能，所以病人不可用吸管饮水、饮茶，用杯子饮水时，保持水量在半杯以上，以防病人低头饮水的体位增加误吸的危险；床旁备吸引装置，如果病人呛咳、误吸或呕吐，应立即指导其取头侧位，及时清理口、鼻腔内分泌物和呕吐物，保持呼吸道通畅，预防窒息和吸入性肺炎。

（4）肠内营养的护理：对严重吞咽困难且预计＞7天者，或需机械通气并伴随意识水平下降的危重症病人，应尽早开始肠内营养，并根据病人的营养风险、吞咽能力、意识水平、预期持续时间和并发症风险等因素选择肠内营养的途径。急性经口摄入不足者可采用经鼻胃管（nasogastric tube，NGT）喂养；经口摄入不足并伴有上消化道功能障碍者，或不耐受NGT喂养或有反流和误吸高风险者可采用经鼻肠管（pipe，NJT）喂养；必要时可采用经皮内镜胃造瘘（nasojejunal tube，PEG）喂养。卒中病人管饲应特别注意：①每次管饲前用注射器抽吸病人的胃内容物，监测胃残留量，观察有无消化道出血。②注意观察有无误吸高风险、胃肠动力极其不佳、明显呕吐腹胀等情况并及时处理，以保证病人安全及肠内营养顺利进行。③正在管饲的病人需要吸痰时，应停止喂养，采用浅部吸痰、体位管理、减少刺激等措施减少误吸和反流。

二、脑栓塞

脑栓塞是指各种栓子（如心脏内的附壁血栓、动脉粥样硬化的斑块、脂肪、肿瘤细胞、纤维软骨或空气等）随血流进入脑动脉，使血管急性闭塞或严重狭窄，导致局部脑组织缺血、缺氧性坏死，而迅速出现相应神经功能缺损的一组临床综合征。脑栓塞栓子来源分为心源性、非心源性、来源不明性三种类型。心源性脑栓塞约占全部脑梗死的20%。

（一）临床表现

（1）任何年龄均可发病，非瓣膜性心房颤动、急性心肌梗死引起的脑栓塞以中老年人为多。癫痫脑栓塞多在活动中发病，无明显前驱症状。

（2）起病急，局灶性神经功能缺损的表现常在数秒至数分钟内达高峰，是所有急性脑血管病中发病速度最快者。

（3）以偏瘫、失语等局灶定位症状为主要表现，有无意识障碍及其程度取决于栓塞血管的大小和梗死的部位与面积，重者可表现为突发昏迷、全身抽搐、因脑水肿或颅内高压继发脑疝而死亡。

（4）多有导致栓塞的原发病和同时并发的脑外栓塞的表现，如心房颤动的第一心音强弱不等、心律不规则、脉搏短绌；心脏瓣膜病的心脏杂音；肺栓塞的气急、发绀、胸痛和咯血；肾栓塞的腰痛和血尿；皮肤栓塞的瘀点或瘀斑。

与脑血栓形成相比，脑栓塞易导致多发性梗死，并易复发和出血，病情波动较大，病初病情较为严重。但因血管的再通，部分病人临床症状可迅速缓解；如并发出血，则临床症状亦可急剧恶化；如栓塞再发，稳定或一度好转的临床症状可再次加重。此外，如栓子来源未消除，脑栓塞可反复发作；感染性栓子栓塞并发颅内感染，病情较危重。

（二）诊断

既往有风湿性心脏瓣膜病、心房颤动及大动脉粥样硬化、严重骨折等病史，突发偏瘫、失语等局灶性神经功能缺损，症状在数秒至数分钟内达高峰，即可做出临床诊断。头颅 CT 和 MRI 检查可确定栓塞的部位、数目及是否伴发出血，有助于明确诊断。应注意与脑血栓形成和脑出血等鉴别。

(三) 治疗

包括脑栓塞和原发病的治疗。

1. 脑栓塞治疗

与脑血栓形成的治疗相同，包括急性期的综合治疗，尽可能恢复脑部血液循环，进行物理治疗和康复治疗等。因本病易并发脑出血，溶栓治疗应严格掌握适应证。

(1) 心源性栓塞：因心源性脑栓塞容易再复发，所以，急性期应卧床休息数周，避免活动量过大，减少再发的危险。

(2) 感染性栓塞：感染性栓塞应用足量有效的抗生素，禁行溶栓或抗凝治疗，以防感染在颅内扩散。

(3) 脂肪栓塞：应用肝素、低分子右旋糖酐、5% $NaHCO_3$ 及脂溶剂等静脉滴注溶解脂肪。

(4) 空气栓塞：指导病人采取头低左侧卧位，进行高压氧治疗。

2. 原发病治疗

心脏瓣膜病的介入和手术治疗、感染性心内膜炎的抗生素治疗和控制心律失常等，可消除栓子来源，防止复发。

3. 抗凝和抗血小板聚集治疗

应用肝素、华法林、阿司匹林，能防止被栓塞的血管发生逆行性血栓形成和预防复发。研究证据表明，脑栓塞病人抗凝治疗导致的梗死区出血很少对最终转归带来不利影响。

当发生出血性梗死时，应立即停用溶栓、抗凝和抗血小板聚集的药物，防止出血加重，并适当应用止血药物、脱水降颅压、调节血压等。脱水治疗过程中应注意保护心功能。

(四) 健康指导

告知病人和家属本病的常见病因和控制原发病的重要性；指导病人遵

医嘱长期抗凝治疗，预防复发；在抗凝治疗中定期门诊复诊，监测凝血功能，及时在医护人员指导下调整药物剂量。

第三节　多发性硬化

多发性硬化（multiple sclerosis，MS）是一种以中枢神经系统炎性脱髓鞘病变为主要特点的自身免疫性疾病，病变主要累及白质。临床上呈反复发作—缓解的病程。其常见症状包括肢体运动障碍、肢体感觉障碍、共济失调、视力下降、复视、膀胱或直肠功能障碍等，往往表现为多部位受累的一种或多种复合临床表现，但早期亦可表现为孤立的视神经炎、脑干脑炎、脊髓炎或某个解剖部位受累后导致的临床事件。

本病世界各地均有发生，多在 20 ~ 40 岁起病，男女患病之比约为 1：2。其发病率与地区的纬度有密切关系，离赤道越远发病率越高。

一、临床表现

MS 的临床症状取决于中枢神经系统病变部位，主要特点如下。

由于病人大脑、脑干、小脑、脊髓可同时或相继受累，故其临床症状和体征多种多样。主要特点如下。

(一) 运动障碍

肢体无力最多见，约50%的病人首发症状是一个或多个肢体无力，常表现为锥体束征、肢体瘫痪和痉挛。瘫痪可为偏瘫、截瘫或四肢瘫，以不对称瘫痪较常见，其运动障碍一般下肢较上肢明显。腱反射早期正常，以后可发展为亢进，腹壁反射减低或消失，病理反射阳性。另一常见症状是疲劳，有时稍微活动即感觉极度疲劳，可为 MS 首发症状之一。相当一部分病人有不同程度的共济运动障碍，多以四肢为主。约70%的病人会出现脑干和小脑的症状，包括眼震、视震荡、复视、共济失调、步态不稳、言语不清和吞咽困难等。

（二）感觉异常

一部分 MS 病人以感觉异常为首发症状。主要由脊髓炎和脑干病变引起。感觉异常包括肢体或躯干的麻木、刺痛、紧绷感、冰冷或肿胀感，亦有振动觉等浅感觉障碍和位置觉等深感觉障碍。

（三）眼部症状

常表现为急性视神经炎或球后视神经炎，多为急性起病的单眼视力下降，有时双眼同时受累。眼底检查早期可见视盘水肿或正常，以后出现视神经萎缩。约30%的病例出现眼肌麻痹及复视，眼球震颤多为水平性或水平加旋转性。病变侵犯内侧纵束引起核间性眼肌麻痹，侵犯脑桥旁正中网状结构导致一个半综合征。

（四）共济失调

30% ~ 40%的病人有不同程度的共济运动障碍，但 Charcot 三主征（眼震、意向性震颤和吟诗样语言）仅见于部分晚期多发性硬化病人。

（五）发作性症状

指持续时间短暂、可被特殊因素诱发的感觉或运动异常。发作性神经功能障碍每次持续数秒或数分钟，可被频繁或过度换气、焦虑或维持肢体某种姿势所诱发。常见发作症状表现为强直痉挛、感觉异常、构音障碍、共济失调、癫痫和疼痛不适等。

（六）精神症状

多表现为抑郁、脾气暴躁或易怒，部分病人出现兴奋、欣快，也可表现为嗜睡、淡漠、强哭强笑、反应迟钝、智力下降、重复语言、猜疑和被害妄想等。可出现记忆力减退、注意力损害。

（七）其他症状

膀胱功能障碍是多发性硬化病人的主要痛苦之一，包括尿频、尿急、尿潴留、尿失禁，常与脊髓功能障碍合并出现。此外，男性多发性硬化病人可出现原发性或继发性性功能障碍。

二、诊断

诊断基于临床资料和实验室及其他检查。

（1）神经系统的症状或体征显示中枢神经系统白质内存在2个以上病灶。

（2）年龄常见于10～50岁。

（3）有缓解与复发交替的病史，每次发作持续时间超过24小时，或缓慢进展的病程至少1年以上。

（4）脑脊液、诱发电位和MRI特点。应寻找病变的空间多发与时间多发证据，需排除其他可能疾病。

三、治疗

（一）急性发作期治疗

1. 糖皮质激素

为MS急性发作期的首选治疗方案，能促进急性发病的MS病人的神经功能恢复。治疗原则为大剂量，短疗程。推荐大剂量甲泼尼龙冲击治疗：成人从1g/d开始，静脉滴注3～4小时，共3～5天。如临床神经功能缺损恢复不明显，可改为口服醋酸泼尼松或泼尼松龙60～80mg，每天1次，每2天减5～10mg，直至减停，原则上总疗程不超过3～4周。若在减量过程中病情再次加重或出现新的体征和/或新的MRI病灶，可再次给予甲泼尼龙冲击治疗。激素治疗的常见不良反应包括电解质紊乱，血压、血糖、血脂异常，上消化道出血，骨质疏松及股骨头坏死等。

2. 血浆置换

为二线治疗手段，适用于急性重症或对激素治疗无效者。

3. 大剂量免疫球蛋白治疗（IVIG）

作为一种备选治疗手段，用于妊娠或哺乳期妇女不能应用激素治疗，或对激素治疗无效的病人。用法为IVIG0.4g/（kg·d）静脉滴注，连续用5天为1个疗程。

（二）缓解期治疗

以控制疾病进展为主要目标，推荐使用疾病修饰治疗（disease modifying therapy，DMT）。对已确诊的复发型 MS 病人可给予特立氟胺治疗；β-干扰素能有效减少 MS 病人的发作次数及 MRI 病灶，减轻神经功能损害程度，延缓疾病进展；对进展复发型 MS，一方面要控制复发，一方面神经保护和神经修复药物治疗可能有效，用米托蒽醌能延缓 MS 进展。

（三）对症治疗

1. 痛性痉挛

可应用卡马西平、替扎尼定、加巴喷丁、巴氯芬等药物治疗。

2. 慢性疼痛、感觉异常

可用阿米替林、普瑞巴林、选择性 5- 羟色胺等。

3. 乏力、疲劳（MS 病人较明显的症状）

可用莫达非尼、金刚烷胺治疗。

4. 膀胱直肠功能障碍

尿潴留者可选用拟胆碱药，药物治疗无效或严重尿潴留者可采用间歇性导尿；尿失禁者宜选用抗胆碱药；严重便秘者间断灌肠。

（四）康复治疗

对伴有肢体运动、语言、吞咽等功能障碍的病人，应早期在专业医生的指导下进行相应的功能康复训练。

四、护理措施

（一）常规护理

1. 生活护理

给予患者功能位，并根据患者感觉缺失的部位和程度，定时给予翻身，并注意肢体的保暖。每日用温水擦洗感觉障碍的身体部位。注意患者肢体保暖但慎用暖水袋。

2. 安全护理

（1）应向患者介绍入院环境，并将患者安排在离护士站较近且安静的病房，并把餐具、水、呼叫器、便器放在患者的视力范围内。

（2）如患者有精神症状，应给予必要的约束或由家人 24 小时陪护。

（3）给视力下降、视物模糊的患者提供适当的照明。

（4）床单位使用气垫床和带棉套的床挡，防止压疮及患者坠床。保持床单位清洁、平整、干燥、无尘渣，防止感觉障碍的部位受损。

3. 皮肤护理

由于患者卧床时间较长，又因膀胱功能障碍，皮肤护理非常重要。保持床单位清洁、平整、干燥、无尘渣，防止感觉障碍的部位受损。男性尿失禁患者可使用假性尿尿，必要时给予留置导尿。留置导尿患者应每日进行会阴冲洗 1 次，每 4 小时进行尿管开放 1 次，以训练膀胱功能。如出现尿疹或湿疹应立即请皮肤科会诊，随时给予药物针对性治疗。

4. 饮食护理

（1）给予高蛋白、低脂、低糖、富含多种维生素、易消化、易吸收的清淡食物，并维持足够的液体摄入（每日大约 2500mL），以保持体内充足的水分，使机体更好地消化和利用营养素。

（2）蛋白质在三餐食物中分配比例是：早餐占总热能的 30%，午餐占 45%~50%，晚餐占 20%~25%。

（3）饮食中应含有足量的纤维素。纤维素有亲水性，能吸收水分，使食物残渣膨胀并形成润滑凝胶，在肠内易推进，并能刺激肠蠕动，有利于激发便意和排便反射，预防便秘的发生或减轻便秘的症状。

5. 情感障碍的护理

有病理性情绪高涨或易激惹、易激动的患者应避免自伤或伤人行为，对其行为适当给予限制，采取隔离或保护，减少环境中的刺激因素，必要时可遵医嘱用药；教育患者家属及其看护者，使他们知道患者的行为是一种病理状态，以获得更多的社会支持；护理抑郁患者时需要耐心，应多给予肯定和鼓励，多陪伴患者，鼓励参加活动，多听收音机，创造良好的治疗环境，加强护患之间的交流，达到有效的沟通。

6. 心理护理

应加强与患者的沟通，取得患者信赖，鼓励患者说出自己紧张、焦虑的原因，如疾病反复或迁延不愈等原因。满足患者的合理要求，医护人员主动帮助或协助照顾好患者。给患者讲解疾病知识，让年轻患者逐渐能够承受，并与家属做好沟通，尽可能让家属多做患者的心理工作。积极让患者参与制订护理计划，并鼓励患者自理。

（二）专科护理

1. 视力障碍的护理

指导复视、视力减退和偏盲的患者使用适当的工具弥补视觉损害，向患者详细介绍住院的环境，并指导患者熟悉环境，介绍主管的医师、护士，解释呼叫系统并评估患者运用的能力。将日常用物放于患者易于取放的地方，同时应去除一些危险物品，如开水瓶、绳、刀等工具，有条件的医院可将患者安置在可水平升降的床位，夜间保持床在最低水平并支起护栏防护，在实施整体护理过程中，根据患者的受教育情况，建议患者使用放大镜读报，或大字的阅读材料和书，或听收音机。

2. 留置尿管的护理

若确定患者必须留置尿管，说明患者的膀胱功能差，这时应选择大小与形态合适的尿管，按无菌操作原则留置导尿管并更换引流袋。一般使用气囊导尿管，其气囊（滞留球）内注入 10~20mL（<30mL）的液体或气体，以防止尿管脱出；每日进行尿道口清洁、消毒，鼓励患者多饮水（2000~3000mL/d）；指导患者及家属排尿和膀胱功能训练的方法；告知患者尿路感染的有关症状和体征，如尿频、尿急、尿痛、尿液浑浊且有异味等，避免接头的反复打开，防止尿液向膀胱反流。

3. 便秘的护理

（1）指导患者多饮开水，告知摄入充足的水分能达到软化粪便、刺激排便的目的。

（2）指导摄取足量的食物纤维，以促进肠蠕动。

（3）指导下腹部的轻柔按摩、穴位按压以及确定 1 个规律的排便时间，养成定时排便的习惯或帮助患者采用半蹲姿势，借助腹肌的动力作用排便等。

（4）严重便秘，粪块成硬结时可行保留灌肠，如注入温矿物油，滞留20～30分钟后戴上润滑的手套，捣碎并弄出粪块。

（5）平时还可指导患者应用缓泻剂、使用栓剂等手段协助通便。

（6）注意告诉患者排便时间不能太长，勿过分用力。

4. 促皮质素及糖皮质激素的药物护理

促皮质素及糖皮质激素是治疗多发性硬化的主要药物，它们具有抗感染和免疫调节作用，能控制急性病程和复发。因在急性期大剂量短程冲击疗法时可引起心律失常，应备好心电监护仪、除颤器的器械，必要时在监护下进行，因易出现如钠潴留、低钾、低钙等电解质和体液紊乱，应加强对血钾、血钠、血钙的监测及补钾的重要性认识，护士应了解静脉补钾的浓度，指导患者如何观察尿量，学会记录。由于口服10%氯化钾口感差，大多数患者拒绝口服或不能坚持，护士应加强与主管医师、患者及其家属的沟通，反复强调补钾的重要性，教会患者快速饮入或稀释后加糖的方法，改善口感，坚持服钾。此外，该药还可能出现皮肤、胃肠道及骨骼肌系统的症状，应注意观察并记录。

5. 免疫球蛋白的药物护理

免疫球蛋白为生物制剂，应于2℃～8℃或室温（不超过30℃）下存放。滴注速度在开始15分钟内应特别缓慢，后可逐渐加快至2mL/min（约为40滴）。输液过程中可偶见体温上升、呕吐、心率与血压波动等反应，可能与输液速度过快或个体差异有关，应立即停止输注并给予对症处理。

6. 干扰素的药物护理

干扰素具有较强的抗病毒作用，可增加患者免疫细胞的抑制功能，多用于控制复发和进行型的多发性硬化患者。常见不良反应为皮下注射后流感样症状，可持续1～2日；注射局部可出现红肿、触痛，偶尔可引起白细胞减少、肝功能损害等。

7. 知觉训练

（1）用砂纸、丝绸刺激触觉。

（2）用冷水、温水刺激温度觉。

（3）用针尖刺激痛觉。

8. 功能锻炼

经常给患者做肢体按摩和肢体被动活动。为患者讲解活动的重要性，定时更换体位，操作时动作要轻柔。鼓励患者进行自主功能锻炼，帮助患者进行被动肢体活动，并保持关节功能位。恢复期鼓励患者并协助做渐进性活动：协助患者在床上慢慢坐起，坐在床边摆动腿数分钟，下床时有人搀扶或使用助行器。

9. 防止并发症的发生

（1）防止误吸：管饲前应给予患者吸痰，头抬高 15°～30°，并抽吸胃液，防止胃内残留液过多而引起反流导致误吸。

（2）肺炎：给予患者更换体位，定时进行翻身、叩背、排痰。给予雾化吸入，或使用叩背机，促使肺内深部痰液的及时排出。

（3）压疮：因患者出现运动障碍，应使用气垫床和带棉套的床挡，保持床单位清洁、平整、干燥、无尘渣。身体的骨突出部位应给予保护，温水擦背每日 2 次。

第四章　泌尿系统疾病的治疗与护理

第一节　尿路感染

尿路感染（简称尿感）是指各种病原体，如细菌、真菌、支原体、衣原体、病毒、寄生虫等侵犯尿路黏膜或组织引起的尿路炎症。

根据有无临床症状，尿感可分为有症状尿感和无症状细菌尿。无症状细菌尿是指患者有真性细菌尿而无尿感的临床症状，即无症状尿感；既有真性细菌尿又有临床症状者称为有症状尿感。根据感染发生部位可分为上尿路感染和下尿路感染，前者指肾盂肾炎，后者主要指膀胱炎。肾盂肾炎、膀胱炎又有急性和慢性之分。根据有无尿路功能或结构的异常，又可分为复杂性和非复杂性尿感。复杂性尿感是指伴有尿路引流不畅、结石、畸形、膀胱输尿管反流等结构或功能的异常，或在慢性肾实质性疾病基础上发生的尿路感染。不伴有上述情况者称为非复杂性尿感。根据尿感是初发还是再发，可分为初发（首次发作的）尿感和再发性尿感（6 个月内尿感发作 ≥ 2 次或 1 年内 ≥ 3 次）。后者又可分为复发和重新感染。

尿路感染发生的常见易感因素主要有：①尿路梗阻；②尿路畸形和结构异常；③尿路的器械检查；④尿道内或尿道口周围有炎症病灶；⑤机体免疫力差；⑥遗传因素。

一、流行病学

女性尿路感染发病率明显高于男性，比例约为 8∶1。未婚女性发病率为 1%～3%，已婚女性发病率增高，约为 5%，这与性生活、月经、妊娠、应用杀精子避孕药物等因素有关。60 岁以上女性尿感发生率高达 10%～12%，多为无症状性细菌尿。除非存在易感因素，成年男性极少发生尿路感染。50 岁以后男性因前列腺肥大的发生率增高，尿感发生率也相应增高，约为 7%。

二、病因和发病机制

(一)病原微生物

革兰阴性杆菌为尿路感染最常见的致病菌,其中以大肠埃希菌最为常见,占全部尿路感染的80%~90%,其次为变形杆菌和克雷伯杆菌。5%~10%的尿路感染由革兰阳性细菌引起,主要是粪链球菌和凝固酶阴性的葡萄球菌(柠檬色和白色葡萄球菌)。大肠埃希菌最常见于无症状性细菌尿、非复杂性尿路感染或首次发生的尿路感染。医院内感染、复杂性或复发性尿感、尿路器械检查后发生的尿感,则多为粪链球菌、变形杆菌、克雷伯杆菌和铜绿假单胞菌所致。其中变形杆菌常见于伴有尿路结石者,铜绿假单胞菌多见于尿路器械检查后,金黄色葡萄球菌则常见于血源性尿感。腺病毒可以在儿童和一些年轻人中引起急性出血性膀胱炎,甚至引起流行。此外,结核分枝杆菌、衣原体、真菌等也可导致尿路感染。

(二)发病机制

1.感染途径

(1)上行感染。病原菌经由尿道上行至膀胱,甚至输尿管、肾盂引起的感染称为上行感染,约占尿路感染的95%。正常情况下,前尿道和尿道口周围定居着少量细菌,如链球菌、乳酸菌、葡萄球菌和类白喉杆菌等,但不致病。某些因素,如性生活、尿路梗阻、医源性操作、生殖器感染等可导致上行感染的发生。

(2)血行感染。指病原菌通过血运到达肾脏和尿路其他部位引起的感染。此种感染途径少见,不足3%,多发生于患有慢性疾病或接受免疫抑制剂治疗的患者中。常见的病原菌有金黄色葡萄球菌、沙门菌属、假单胞菌属和白色念珠菌属等。

(3)直接感染。泌尿系统周围器官、组织发生感染时,病原菌偶可直接侵入泌尿系统导致感染。

(4)淋巴道感染。盆腔和下腹部的器官感染时,病原菌可从淋巴道感染泌尿系统,但此种感染途径较为罕见。

2.机体防御功能

正常情况下，进入膀胱的细菌很快被清除，是否发生尿路感染除与细菌的数量、毒力有关外，还取决于机体的防御功能。机体的防御机制包括：①排尿的冲刷作用；②尿道和膀胱黏膜的抗菌能力；③尿液中高浓度尿素、高渗透压和低 pH 值等；④前列腺分泌物中含有的抗菌成分；⑤感染出现后，白细胞很快进入膀胱上皮组织和尿液中，起清除细菌的作用；⑥输尿管膀胱连接处的活瓣，具有防止尿液、细菌进入输尿管的功能。

3.易感因素

（1）尿路梗阻。任何妨碍尿液自由流出的因素，如结石、前列腺增生、狭窄、肿瘤等均可导致尿液积聚，因细菌不易被冲洗清除，而在局部大量繁殖引起感染。尿路梗阻合并感染可使肾组织结构被快速破坏，因此及时解除梗阻非常重要。

（2）膀胱输尿管反流。输尿管壁内段及膀胱开口处的黏膜形成阻止尿液从膀胱输尿管口反流至输尿管的屏障，当其功能或结构异常时，可使尿液从膀胱逆流到输尿管，甚至肾盂，导致细菌在局部定植，发生感染。

（3）机体免疫力低下。如长期使用免疫抑制剂、长期卧床，患有糖尿病、严重的慢性病和艾滋病等。

（4）神经源性膀胱。支配膀胱的神经功能障碍可导致神经源性膀胱（如脊髓损伤、糖尿病、多发性硬化等疾病），因治疗而长时间的尿液潴留和（或）应用导尿管引流尿液导致感染。

（5）妊娠。2% ~ 8% 的妊娠妇女可发生尿路感染，与孕期输尿管蠕动功能减弱、暂时性膀胱输尿管活瓣关闭不全及妊娠后期子宫增大致尿液引流不畅有关。

（6）性别和性活动。女性尿道较短（约 4cm）且宽，距离肛门较近，开口于阴唇下方是女性容易发生尿路感染的重要因素。性生活时可将尿道口周围的细菌挤压入膀胱引起尿路感染。前列腺增生导致的尿路梗阻是中老年男性尿路感染的一个重要原因。包茎、包皮过长是男性尿路感染的诱发因素。

（7）医源性因素。导尿或留置导尿管、膀胱镜和输尿管镜检查、逆行性尿路造影等可致尿路黏膜损伤，将细菌带入尿路，易引发尿路感染。据有关文献统计，即使严格消毒，单次导尿后，尿感的发生率为 1% ~ 2%，留置导尿管 1 天感染率约为 50%，超过 3 天者，感染发生率可达 90% 以上。

（8）泌尿系统结构异常。如肾发育不良、肾盂及输尿管畸形、移植肾、多囊肾等，也是尿路感染的易感因素。

（9）遗传因素。越来越多的证据表明，患者的基因影响尿路感染的易感性。反复发作尿感的妇女，其尿感的家族史显著多于对照组。由于遗传而致尿路黏膜局部防御尿感的能力降低，例如，尿路上皮细胞 P 菌毛受体的数目增多，可使尿路感染发生的危险性增加。

4. 细菌的致病力

细菌进入膀胱后，能否引起尿感，与其致病力有很大关系。以大肠埃希菌为例，并不是它的所有菌株均能引起症状性尿感，能引起者仅为其中的少数菌株，如 O、K 和 H 血清型菌株，它们具有特殊的致病力。大肠埃希菌通过菌毛将细菌菌体附着于特殊的上皮细胞受体，然后导致黏膜上皮细胞分泌 IL-6、IL-8，并诱导上皮细胞凋亡和脱落。致病性大肠埃希菌还可产生溶血素、铁载体等对人体杀菌作用具有抵抗能力的物质。

三、临床表现

（一）急性膀胱炎

主要表现为膀胱刺激症状，即尿频、尿急、尿痛和白细胞尿，偶可有血尿，甚至肉眼血尿，膀胱区可有不适。一般无明显全身感染症状，但少数患者可有腰痛、低热和血白细胞计数常不增高等症状。

（二）急性肾盂肾炎

临床表现常有全身感染症状，如寒战、发热、头痛、恶心、呕吐、食欲不振等，同时伴有尿路刺激征，腰痛和（或）下腹部痛、肋脊角及输尿管点压痛，肾区压痛和叩痛等症状，常伴有血白细胞计数升高和血沉增快等。

（三）无症状细菌尿

无症状细菌尿是指患者有真性细菌尿而无任何尿路感染的临床症状。

四、实验室和其他检查

（一）尿液检查

尿液常浑浊，可有异味。

1. 常规检查

可有白细胞尿、血尿、蛋白尿。尿沉渣镜检白细胞 >5 个 /HP 称为白细胞尿，对尿路感染诊断意义较大；部分尿感患者有镜下血尿，尿沉渣镜检红细胞数多为 3 ~ 10 个 /HP，呈均一性红细胞尿，极少数急性膀胱炎患者可出现肉眼血尿；蛋白尿多为阴性至微量。部分肾盂肾炎患者尿中可见白细胞管型。

2. 白细胞排泄率

准确留取 3 小时尿液，立即进行尿白细胞计数，所得白细胞数按每小时折算，正常人白细胞计数 $<2 \times 10^5/h$，白细胞计数 $>3 \times 10^5/h$ 为阳性，介于 $(2 ~ 3) \times 10^5/h$ 为可疑。

3. 细菌学检查

（1）涂片细菌检查。清洁中段尿沉渣涂片，革兰染色用油镜或不染色用高倍镜检查，计算 10 个视野细菌数，取其平均值，若每个视野下可见 1 个或更多细菌，提示尿路感染。本法设备简单、操作方便，检出率达 80% ~ 90%，可初步确定是杆菌或球菌、革兰阴性还是革兰阳性细菌，对及时选择有效抗生素有重要参考价值。

（2）细菌培养。可采用清洁中段尿、导尿及膀胱穿刺尿做细菌培养，其中膀胱穿刺尿培养结果最可靠。中段尿细菌定量培养 $\geq 10^5/mL$，称为真性菌尿，可确诊尿路感染；尿细菌定量培养 $10^4 \sim 10^5/mL$，为可疑阳性，需复查；如 $<10^4/mL$，可能为污染。耻骨上膀胱穿刺尿细菌定性培养有细菌生长，即为真性菌尿。

尿细菌定量培养可出现假阳性或假阴性结果。假阳性主要见于：①中段尿收集不规范，标本被污染；②尿标本在室温下存放超过 1 小时才进行接种；③检验技术错误。假阴性主要原因为：①近 7 天内使用过抗生素；②尿液在膀胱内停留时间不足 6 小时；③收集中段尿时，消毒药混入尿标本内；④饮水过多，尿液被稀释；⑤感染灶排菌呈间歇性等。

4. 亚硝酸盐还原试验

其原理为大肠埃希菌等革兰阴性细菌可使尿内硝酸盐还原为亚硝酸盐，此法诊断尿路感染的敏感性达 70% 以上，特异性达 90% 以上。一般无假阳性，但球菌感染可出现假阴性。该方法可作为尿感的过筛试验。

5. 其他辅助检查

急性肾盂肾炎可有肾小管上皮细胞受累，出现尿 N 乙酰 β-D 氨基葡萄糖苷酶（NAG）升高。慢性肾盂肾炎可有肾小管和（或）肾小球功能异常，表现为尿比重和尿渗透压下降，甚至肾性糖尿、肾小管酸中毒等。

（二）血液检查

1. 血常规

患急性肾盂肾炎时血白细胞常升高，中性粒细胞增多，核左移。血沉可增快。

2. 肾功能检查

慢性肾盂肾炎或肾功能受损时，可出现肾小球滤过率下降，血肌酐升高等。

（三）影像学检查

影像学检查，如 B 超、X 线腹平片、静脉肾盂造影（IVP）、排尿期膀胱输尿管反流造影、逆行性肾盂造影等，目的是了解尿路情况，及时发现有无尿路结石、梗阻、反流、畸形等导致尿路感染反复发作的因素。尿路感染急性期不宜做静脉肾盂造影，可做 B 超检查。对于反复发作的尿路感染或急性尿路感染，治疗 7~10 天无效的女性应行 IVP。男性患者无论是首发还是复发，在排除前列腺炎和前列腺肥大之后，均应行尿路 X 线检查，以排除尿路解剖和功能上的异常。

五、诊断

（一）尿路感染的诊断

典型的尿路感染有尿路刺激征、感染中毒症状、腰部不适等，结合尿液改变和尿液细菌学检查，诊断不难。凡是有真性细菌尿者，均可诊断为尿路感染；无症状性细菌尿的诊断主要依靠尿细菌学检查，要求两次细菌培养均为同一菌种的真性菌尿。当女性有明显尿频、尿急、尿痛、尿白细胞增多或尿细菌定量培养 $\geq 10^2/mL$ 的情况，并为常见致病菌感染时，可拟诊为尿路感染。

(二) 尿路感染的定位诊断

真性细菌尿的存在表明有尿路感染，但不能判定是上尿路还是下尿路感染，需进行定位诊断。

1. 根据临床表现定位

上尿路感染常有发热、寒战等症状，甚至出现毒血症症状，伴明显腰痛、输尿管点和 (或) 肋脊点压痛、肾区叩击痛等。下尿路感染常以膀胱刺激征为突出表现，一般少有发热、腰痛等。

2. 根据实验室检查定位

出现下列情况提示为上尿路感染。

(1) 膀胱冲洗后尿培养阳性。

(2) 尿沉渣镜检有白细胞管型，并排除间质性肾炎、狼疮性肾炎等疾病。

(3) 尿 NAG 升高、尿 β_2-MG 升高。

(4) 尿渗透压降低。

3. 慢性肾盂肾炎的诊断

除有反复发作尿路感染的病史之外，尚需结合影像学及肾脏功能检查。

(1) 肾外形凹凸不平，且双肾大小不等。

(2) 静脉肾盂造影可见肾盂肾盏变形、缩窄。

(3) 持续性肾小管功能损害。

具备上述第 (1)(2) 条的任何一项再加第 (3) 条，可诊断为慢性肾盂肾炎。

六、治疗

(一) 一般治疗

急性期应注意休息，多饮水，勤排尿。发热者给予易消化、高热量、富含维生素的饮食。膀胱刺激征和血尿明显者，可口服碳酸氢钠片（1g/次，每日3次），以碱化尿液、缓解症状、抑制细菌生长，避免形成血凝块，对应用磺胺类抗生素者，还可以增强药物的抗菌活性并避免尿路结晶形成。尿路感染反复发作者应积极寻找病因，及时消除诱发因素。

（二）抗感染治疗

1. 急性膀胱炎

（1）单剂量疗法。常用磺胺甲基异噁唑（2g）、甲氧苄啶（0.4g）、碳酸氢钠（1g）、氧氟沙星（0.4g）、阿莫西林（3g），均为一次顿服。

（2）短疗程疗法。目前更推荐此法，与单剂量疗法相比，短疗程疗法更有效，耐药性并无增高，可减少复发，增加治愈率。可选用磺胺类、喹诺酮类、半合成青霉素或头孢类等抗生素，任选一种药物连用3天，已治愈；如仍有真性细菌尿，应继续给予2周抗生素治疗。

对于妊娠期妇女、老年患者、糖尿病患者、机体免疫力低下及男性患者，不宜使用单剂量及短程疗法，应采用较长疗程。

2. 肾盂肾炎

首次发生的急性肾盂肾炎的致病菌80%为大肠埃希菌，在留取尿细菌检查标本后应立即开始治疗，首选对革兰阴性杆菌有效的药物。72小时疗效显效者无须换药，否则应按药敏结果更改抗生素。

（1）病情较轻者。可在门诊口服药物治疗，疗程10～14天。常用药物有喹诺酮类[如氧氟沙星（0.2g/次，每日2次）、环丙沙星（0.25g/次，每日2次）]、半合成青霉素类[如阿莫西林（0.5g/次，每日3次）]、头孢菌素类[如头孢呋辛（0.25g/次，每日2次）]等。治疗14天后，通常90%的患者可治愈。如尿菌仍呈阳性，应参考药敏试验选用有效抗生素继续治疗4～6周。

（2）严重感染全身中毒症状明显者。需住院治疗，应静脉给药。常用药物有氨苄西林1.0～2.0g，q4h、头孢噻肟钠2.0g，q8h、头孢曲松钠1.0～2.0g，q12h、左氧氟沙星0.2g，q12h。必要时联合用药。

氨基糖苷类抗生素肾毒性大，应慎用。经过上述治疗后若好转，可于热退后继续用药3天再改为口服抗生素，完成2周疗程。治疗72小时后无好转，应按药敏结果更换抗生素，疗程不少于2周。经此治疗，仍有持续发热者，应注意肾盂肾炎并发症，如肾盂积脓、肾周脓肿、感染中毒症等。

慢性肾盂肾炎治疗的关键是积极寻找并消除易感因素。急性发作时的治疗同急性肾盂肾炎的治疗方法。

3. 再发性尿路感染

再发性尿路感染包括重新感染和复发。

（1）重新感染。治疗后症状消失，尿菌阴性，但在停药6周后再次出现真性细菌尿，且菌株与上次不同，称为重新感染。多数病例有尿路感染症状，治疗方法与首次发作相同。对半年内发生2次以上者，可选择长程低剂量抑菌治疗，即每晚临睡前排尿后服用小剂量抗生素1次，如复方磺胺甲噁唑1~2片或呋喃妥因50mg~100mg或氧氟沙星200mg，每7~10天更换药物一次，连用半年。

（2）复发。治疗后症状消失，尿菌阴转后在6周内再出现真性细菌尿，菌种与上次相同（菌种相同且为同一血清型），称为复发。复发且伴有肾盂肾炎者，特别是复杂性肾盂肾炎，在消除诱发因素（如结石、梗阻、尿路异常等）的基础上，应按药敏选择强有力的杀菌性抗生素，疗程不少于6周。反复发作者，给予长程低剂量抑菌疗法。

4. 无症状细菌尿

是否治疗无症状细菌尿目前有争议，一般认为符合下述情况者应予治疗：①妊娠期无症状细菌尿；②学龄前儿童；③曾出现有症状感染者；④肾移植、尿路梗阻及其他尿路有复杂情况者。根据药敏结果选择有效抗生素，主张短疗程用药。如治疗后复发，可选长程低剂量抑菌疗法。

5. 妊娠期尿路感染

宜选用毒性小的抗菌药物，如阿莫西林、呋喃妥因或头孢菌素类等。孕妇的急性膀胱炎治疗时间一般为3~7天。孕妇急性肾盂肾炎应静脉滴注抗生素治疗，可用半合成广谱青霉素或第三代头孢菌素，疗程为2周。反复发生尿感者，可用呋喃妥因行长程低剂量抑菌治疗。

（三）疗效评定

（1）治愈。症状消失，尿菌呈阴性，疗程结束后2周、6周复查尿菌仍为阴性。

（2）治疗失败。治疗后尿菌仍呈阳性；或治疗后尿菌呈阴性，但2周或6周复查尿菌转为阳性，且为同一种菌株。

七、护理措施

（一）监测

（1）尿液监测尿常规，观察尿液的颜色、性质、量。

（2）尿管注意通畅情况，尿管、尿袋定期更换。

（3）尿道口观察清洁度。

（4）症状注意症状是否出现、有无减轻、是否加重。

（二）护理

（1）注意休息。急性感染期，患者尿路刺激症状明显，或伴有发热，应卧床休息，体温恢复正常后可下床活动。慢性患者也应根据病情适当休息，防止过度疲劳后，机体免疫力下降造成再感染。

（2）鼓励患者多饮水，必要时静脉输液以补充入量，每日入量至少达到2000mL。

（3）饮食应以清淡、易消化、营养丰富为主，忌辛辣、刺激性食物。高热、消化道症状明显的患者，应静脉补液以保证足够的热量。

（4）养成良好的排尿习惯，不憋尿，有尿感就要去解小便，或定时排尿。

（5）养成良好的卫生习惯，保持会阴部的清洁。衣裤材质以全棉为好，不宜过小、过紧。对于昏迷、生活不能自理、需长期卧床的患者，要做好基础护理和生活护理，保持尿道口及会阴部的清洁干燥。

（6）密切观察患者临床表现和尿检结果，倾听患者的主诉，及时与医生沟通，根据患者的病情变化及时调整药物，减少不良反应的发生。

（7）尽量避免使用尿路器械和插管。

（8）预防尿管相关性尿路感染。留置尿管时，严格无菌操作；根据患者具体情况个体化选择尿管，如尿管过粗，不但造成剧烈刺激，还会造成组织损伤；每日消毒尿道口；尿管固定牢固，保持尿管通畅，并防止牵拉，尿袋位置始终低于膀胱水平；观察尿液的颜色、性质、量，必要时做尿检；遵医嘱定期更换尿管、尿袋。留置导尿时间越长，则尿路感染的发生率越高，因此，要加强对留置尿管必要性的评估，不需要时立即拔除。

第二节　尿道炎

尿道炎是指多种原因引起的尿道炎症。病因主要有细菌、真菌及寄生虫等引起的感染以及物理性、化学性和机械性损伤等，其中以各种病原体引起的感染最常见，包括非特异性尿道炎和特异性尿道炎。尿道炎可以造成患者尿道瘙痒、疼痛、红肿、异常分泌物、排尿不适等临床表现。由于尿道具有适宜微生物生长繁殖的条件以及尿道口直接与外界相通，因此十分容易受到微生物或寄生虫的感染，但并不是任何一种微生物一旦感染尿道，都能够引起尿道的显性感染症状。在感染尿道的各种微生物中，有一些仅仅能够在宿主的前段尿道内暂时停留或栖身，这些栖生性微生物往往在数天或数周后自行消失。另一些微生物感染尿道后则能够在宿主的前尿道内长期寄居，并且成为宿主前段尿道内的正常菌群，当宿主机体处于正常生理状态时，这些正常菌群微生物虽然不能引起尿道明显的炎症反应，但却能够造成尿道不同程度的亚临床炎性损害。

一、分类

尿道炎分类包括临床分类、病原学分类。

(一) 临床分类

根据患者尿道局部及全身的症状与体征不同，将尿道炎分为急性尿道炎、慢性尿道炎。

（1）急性尿道炎：指由于细菌等病原体感染尿道引起的尿道急性炎症反应，患者常常表现为突发尿道疼痛及尿道口红肿、黏液性或脓性分泌物、尿频、尿急和尿痛等。

（2）慢性尿道炎：指由于细菌等病原体感染尿道引起的尿道慢性炎症反应，患者的临床表现主要为尿道不适、灼热或疼痛，黏液性分泌物，排尿不尽或尿线分叉等。

(二)病原学分类

1. 非特异性尿道炎

即通常所说的尿道炎，病原体主要有大肠杆菌、链球菌属及葡萄球菌属等。感染途径多为逆行感染，即由病原体直接侵入尿道所致。在女性，常与性生活有关。另外，还与以下诱因有关：①尿道先天性畸形，如尿道憩室、尿道狭窄和尿道瓣膜等引起的尿道梗阻。②邻近器官感染，如前列腺炎、精囊炎、子宫颈炎和阴道炎等。③尿道外伤、结石、异物、肿瘤及留置导尿管等引起的继发感染。

通常急性尿道炎尿路刺激症状较明显，临床表现与膀胱炎相似，包括尿频、尿急和尿痛等。慢性尿道炎在男性常缺乏临床症状，仅在尿涂片检查时偶然发现有大量中性粒细胞；在女性则常具有明显的尿路刺激症状，尿涂片检查有助于确诊。

病理上，急性尿道炎可见黏膜充血、水肿，或有糜烂及浅表溃疡形成，固有层有数量不等的中性粒细胞浸润。严重者炎症可累及黏膜下层，甚至形成脓肿，穿透尿道壁，引起尿道周围炎或尿道周围脓肿。有时还可波及尿道周围器官，如引起急性附睾炎、急性精索炎等。

慢性尿道炎可见黏膜内淋巴细胞、浆细胞及单核细胞等慢性炎细胞浸润，尿道上皮不同程度增生或组织转化(化生)，并可伴有炎性息肉形成。严重者，炎症广泛累及尿道黏膜下组织，尿道壁结构破坏，肉芽组织及结缔组织增生修复，可导致瘢痕性尿道狭窄。

2. 特异性尿道炎

为淋病奈瑟球菌、结核分枝杆菌、毛滴虫、真菌等特殊病原体引起的尿道炎。

(1)尿道淋病：尿道淋病是由淋菌感染引起的特异性尿道炎。依病程分为急性和慢性淋病。①急性淋病：是成人较常见的性病之一，主要经性交途径传播。小儿多由含菌分泌物接触尿道口而感染。淋菌通常在前尿道内繁殖，侵犯黏膜及黏膜下组织，引起急性前尿道炎，进而引起急性后尿道炎、急性前列腺炎及急性精囊炎等病变，并可导致腹股沟淋巴结炎、心内膜炎、关节炎、眼结合膜炎及败血症等。在女性还可并发阴道炎、子宫颈炎、盆腔炎及急性尿道旁腺炎等。临床上以中、青年多见，5%~30%的患者无自觉症状。感染潜伏期为2~10日，平均为4~5日。通常呈急性前尿道炎表现，如尿道口痒、痛、红肿及尿道有黏液或脓性分泌物。进一步发展有尿路刺激征、血尿及排尿困难等症状。尿涂片及尿培养可查见淋菌。病理改变与一般急性非特异性尿道炎相似。当感染严重或反复发作时，黏膜下组织可发生坏死，纤维组织增生修复，导致瘢痕性尿道狭窄。②慢性淋病：是淋菌所引起的泌尿生殖系统的慢性感染。多为急性淋病迁延不愈所致，病程>6个月。两性均可发病，男性较多。淋菌潜伏于尿道黏膜下、前列腺、尿道附属腺及子宫颈等处，形成慢性尿道炎及慢性前列腺炎等，可急性发作，经久不愈。主要临床表现为尿道内刺痛伴有尿道口稀薄黏液状分泌物。急性发作时，可有脓性分泌物、尿路刺激征及尿道梗阻等症状。病理上，慢性尿道淋病可有黏膜水肿、肉芽组织形成及上皮息肉样增生等改变。病程长者，可因局部黏膜及黏膜下层组织炎性纤维性增生，瘢痕形成，引起尿道狭窄，且常影响整个前尿道。

（2）结核性尿道炎：结核性尿道炎又称尿道结核，是由结核菌引起的尿道炎症。男性较多见，多发年龄为30~50岁，往往继发于泌尿生殖系统结核，并常伴有肺结核。常见的感染途径有2种：①由肾、输尿管、膀胱结核的含菌尿下行感染。②由尿道邻近器官，如前列腺、精囊的结核直接蔓延所致。尿道结核主要累及后尿道，前尿道较少发生。

临床上，尿道结核的主要症状与泌尿生殖系统结核相似，常见有尿频、尿急、尿痛、血尿和脓尿等。较重者可发生尿道狭窄，狭窄段以上尿道扩张，出现尿滴沥不尽、排尿困难及尿潴留等症状。甚至可穿破皮肤，形成尿道皮肤瘘管。

病理上，尿道壁可见结核性肉芽肿及干酪样坏死等结核特征性的改变，并常形成溃疡。抗酸染色可查见结核菌。病程较长者可因尿道壁纤维化而导致瘢痕性尿道狭窄。

此外，尿道结核可向尿道周围蔓延，引起结核性尿道周围炎，若尿道腺及尿道海绵体严重受累，瘢痕形成，也可继发多发性尿道狭窄，甚至造成尿路梗阻，引起肾积水。

（3）真菌性尿道炎：真菌性尿道炎是由真菌感染引起的尿道炎。正常人体在皮肤、口咽、结肠、阴道等部位可有真菌寄生。机体抵抗力低下或长期大量应用广谱抗生素及激素，可引起菌群失调，体内真菌乘机生长繁殖，引起真菌性感染，包括真菌性尿道炎。

本病的主要临床表现有尿道痒感及排尿时烧灼感。尿道口可有水样、黏液样分泌物。尿涂片检查及尿培养可查见真菌。

病理上，真菌性尿道炎可与非特异性尿道炎相似或为肉芽肿性炎症，后者较具特征。肉芽肿中央常见坏死，并伴有中性粒细胞浸润，这一特点与结核性干酪样坏死缺乏急性炎细胞浸润明显不同。若病变部位间质及巨噬细胞内查见真菌菌丝及孢子，则可以确诊。

（4）滴虫性尿道炎：滴虫性尿道炎又称尿道滴虫病，是由毛滴虫引起的一种特异性尿道炎。女性多见，主要通过性交、游泳和洗浴等途径感染阴道毛滴虫。感染后滴虫首先寄生在阴道内，然后引起尿道感染，可通过性交传染给男性。

滴虫性尿道炎主要症状有尿道痒感、烧灼痛，伴尿路刺激征与终末血尿。尿道口可有黏液性稀薄分泌物。尿道分泌物或尿涂片查见毛滴虫有助于确诊。组织病理学改变与非特异性尿道炎相似。有时在病灶区内，油镜观察可发现毛滴虫病原体，有助确诊。

二、病因

尿道炎多见于女性。尿道炎常因尿道口或尿道内梗阻所引起，如包茎、后尿道瓣膜、尿道狭窄和尿道内结石和肿瘤等，或因邻近器官的炎症蔓延到尿道，如前列腺精囊炎、阴道炎和子宫颈炎等；有时可因机械或化学性刺激引起尿道炎，如器械检查和留置导尿管等。致病菌以大肠杆菌、葡萄球菌属最为常见。

（一）病原体

（1）细菌：引起男性尿道炎的病原性细菌常见有淋病奈瑟球菌、金黄色葡萄球菌、乙型溶血性链球菌、结核分枝杆菌、白喉杆菌。条件致病性细菌包括凝固酶阴性葡萄球菌、棒状杆菌属的某些菌、粪肠球菌（曾称粪链球菌）

等肠球菌属的某些菌、大肠杆菌、变形菌属、肠杆菌属、假单胞菌属的某些菌、杜氏嗜血菌等。

（2）支原体：引起男性尿道炎常见的支原体为解脲支原体，人支原体及生殖道支原体等也常常可在男性尿道炎患者的尿道或尿道分泌物中分离到。

（3）衣原体：引起男性尿道炎的病原性衣原体包括沙眼衣原体生物变种的 D、Da、E、F、G、H、I、la、J、K 及 L_{a2} 血清型以及性病淋巴肉芽肿衣原体生物变种的 L1、L2、L3 血清型。

（4）真菌：通常在尿道正常菌群失调、宿生机体的抵抗力降低或尿道黏膜损伤等情况下引起尿道的炎症反应，常见包括白色念珠菌等念珠菌、曲霉、青霉及其他条件致病性的丝状菌。

（5）螺旋体：常见为疏螺旋体。一期梅毒患者，苍白密螺旋体（梅毒螺旋体）也可侵犯男性尿道，并引起尿道或尿道口的炎症反应及硬性下疳。

（6）病毒：常见为单纯疱疹病毒和人乳头瘤状病毒。

（二）化学损伤

化学损伤所致的尿道炎是指由于将具有较强刺激性或腐蚀性的化学药物或化学试剂注入尿道而引起的尿道炎症反应。常见为在治疗尿道炎、前列腺炎、膀胱炎等生殖系统器官或泌尿系统器官的感染性疾病时将某些高浓度的抗菌药物注入尿道，或进行阴茎、尿道或尿道口消毒时将酸、碱、某些化学消毒剂等化学试剂注入或流入尿道。这些具有较强刺激性或腐蚀性的化学药物或化学试剂进入尿道后，常常可造成尿道黏膜的化学性损伤而引起尿道的急性或慢性炎症反应，以及发生细菌等微生物的继发感染。

（三）外伤

外伤所致的尿道炎常见于将较坚硬的或表面粗糙的物体插入尿道所致。例如，不适当操作导尿管或内镜插入尿道、儿童或精神病患者将棍棒插入尿道等，可造成尿道黏膜受损而引起尿道疼痛、出血和炎症反应。

三、诊断

(一)临床症状

(1)急性尿道炎：急性尿道炎患者可由于病原体不同而导致临床表现有所差异。一般来说，患者在发病初期可表现为尿道不适，自觉尿道或尿道口瘙痒或疼痛，尤其在排尿时可加剧。随后很快可发生尿道疼痛及尿道口红肿明显，尿痛、尿频、尿急，出现黏液性或脓性分泌物以及分泌物在尿道口或内裤上形成结痂，严重者可发生阴茎肿胀甚至排尿困难，有尿道黏膜损伤或波及膀胱者，可发生尿道流血或血尿。

(2)慢性尿道炎：慢性尿道炎患者常常缺乏明显的临床症状，也可表现为尿道不适、瘙痒或灼热感，晨起可见尿道口有黏液性分泌物，尿线分叉或变细，尿频、尿痛或尿滴沥，尿道口可有轻度红肿或无明显异常，尿道形成脓肿或瘘管，病变波及膀胱者可出现下腹部或膀胱区域的坠胀或压痛。

(3)淋菌性尿道炎：急性淋菌性尿道炎经过2~8日的潜伏期可发病，早期表现为尿道口红肿、瘙痒或轻微疼痛。尿道分泌物多为黏液性，但在1~2日后可转为黄色脓性。随后红肿可发展到整个阴茎头和形成尿道口外翻，排尿次数增多以及明显的尿痛，双侧腹股沟淋巴结红肿、疼痛，甚至可发生化脓，包皮过长或包茎者可发生阴茎头包皮炎。慢性淋菌性尿道炎可由急性淋菌性尿道炎经过1周后自然转变形成，此时男性患者急性生殖系统感染的症状显著减轻，尿道口及阴茎头红肿消退，分泌物为黏液状，可有尿道不适或疼痛。

(4)非淋菌性尿道炎：非淋菌性尿道炎患者的潜伏期一般较长，平均为2周，甚至有达5周者。发病早期可见尿道口有白色或清亮的黏液性分泌物，多于晨起或挤压时出现。患者可无排尿刺激症状或仅有轻微的疼痛，但严重者也可发生明显的尿道口红肿及尿道疼痛症状。

(5)结核性尿道炎：结核性尿道炎常常由于前列腺结核、精囊结核、泌尿系统结核或阴茎结核的病灶内结核分枝杆菌扩散到后尿道所致。患者可表现为尿道分泌物、尿频、尿痛、血尿或尿道流血，如果发生尿道狭窄，可出现尿线变细、尿射程缩短、排尿无力、排尿困难，检查可在会阴部触及粗而硬的条索状尿道。尿道狭窄可导致尿道的继发感染和脓肿，偶尔可形成尿道直肠瘘。

（6）细菌性尿道炎：细菌性尿道炎常见于使用抗菌药物治疗过程中或治疗之后，包皮过长或包茎，过强与过度的手淫，导尿管以及内镜或其他硬物插入尿道，尿道结石，刺激性或腐蚀性化学药物或试剂注入尿道等情况下。患者的临床表现主要为尿道口红肿或疼痛，尿道瘙痒，不适或疼痛，尿痛、尿急、尿频，尿道口少量黏液性分泌物，但也可逐渐转变为脓性。

（7）病毒性尿道炎：由单纯疱疹病毒或人乳头瘤状病毒感染所致的尿道炎患者，在其尿道口可形成丘疹或水疱疹。患者可无明显的尿道症状，但也可有轻微的疼痛、排尿不适等。

（二）病原学诊断

1. 标本采集

不论是急性尿道炎还是慢性尿道炎的患者，均可采集其尿道黏液性或脓性分泌物、尿道拭子、分段尿液或病变组织标本。尿道分泌物或尿道拭子标本尤其适用于对疑为淋病奈瑟球菌、结核分枝杆菌、放线菌属、衣原体属、支原体属、阴道毛滴虫及念珠菌属感染者的早期初步病原学诊断和鉴别诊断；分段尿液标本则有利于对疑为其他细菌、病毒或丝状菌感染者的诊断以及与肾盂肾炎或膀胱炎的鉴别诊断。尿液标本应当是患者随到随取而不必要求晨尿。一般情况下，也不必过于强调患者必须首先清洗尿道口或阴茎再采集分泌物或尿液标本。标本应当在患者使用抗菌药物之前采集，并且将采集的各种标本尽快送检，以避免因标本中含有高浓度抗菌药物而影响病原体的分离培养，以及由于病原体死亡或生长繁殖而造成标本中病原体的数量发生改变。对于疑为淋菌性尿道炎的患者，在采集标本进行分离培养时，应当注意使用细菌学接种环或无毒性的棉签，以避免造成标本中淋病奈瑟球菌死亡。

2. 涂片镜检

患者尿道的分泌物或拭子标本可直接涂片，初段或全段尿液标本需首先离心集菌后取沉渣涂片，病变组织需制备病理学组织切片或直接涂片。根据患者的临床表现或临床初步诊断，可分别选择革兰染色、抗酸染色、乳酸亚甲蓝（美蓝）染色、吉姆萨染色等染色方法对涂片或切片标本进行染色和镜检。通过观察标本中病原体的形态与染色性、病变细胞、细胞学变化等特征，初步判断病原体（细菌、真菌、衣原体、阴道毛滴虫或病毒）的种类与性质。

对于疑为梅毒螺旋体感染者的尿道分泌物或拭子标本，可进行镀银染色镜检或暗视野显微镜观察。疑为酵母菌感染者的标本也可进行负染色后镜检。疑为病毒感染者的病变组织切片可在电子显微镜下直接观察病毒颗粒。

3. 分离培养

（1）细菌分离培养：患者尿道分泌物或尿道拭子标本可直接接种于血琼脂培养基平板，置普通温箱内 37℃培养 24 ~ 48 小时分离各种需氧性的一般细菌。如果需分离培养淋病奈瑟球菌，则需将标本接种于淋菌分离培养基或含有万古霉素（能够抑制革兰阳性细菌的生长）、多黏菌素 E 和甲氧苄啶（能够抑制革兰阴性杆菌的生长）以及制霉菌素的 10% 血琼脂或巧克力色琼脂培养基平板，置烛缸或 CO_2 培养箱内 37℃培养 24 ~ 48 小时；如需分离培养结核分枝杆菌，可将标本接种于罗氏培养基斜面或苏通培养基，置 37℃温箱内培养 1 ~ 3 周。

分段尿液标本需分别取 3 段尿液各 0.1mL，并分别接种于培养基平板，培养 24 ~ 48 小时后观察各培养基上生长的菌落数量和判断感染部位及其程度。一般来说，如果患者初段尿液标本中生长的菌落数量明显多于中段及末段尿液标本中生长的菌落数，并且各标本中细菌的数量形成明显的由初段 - 中段 - 末段逐渐减少的分布，表示患者为尿道炎而不是膀胱炎或肾盂肾炎；如果患者中段尿液标本中生长的菌落数量明显多于初段和末段尿液标本中生长的菌落数，并且各标本中细菌的数量形成明显的由中段 - 末段 - 初段逐渐减少的分布，此特征有助于排除患者是原发性尿道炎，而可考虑为来自膀胱的感染所致；如果患者末段尿液标本中生长的菌落数明显多于其他各段或各段尿液标本中生长的菌落数无明显差别，则可考虑患者为前列腺炎、肾盂肾炎或膀胱炎与尿道炎。但对于分离培养结果意义，应当结合患者的临床表现进行判断。

在判断尿液标本分离培养结果时，还应当注意排除由于操作因素造成的影响。例如，标本是否受到污染，分段尿液是否分布适当，标本接种方法及接种量是否正确无误，是否存在有病原体拮抗现象等。尤其在对淋菌分离培养时，培养基中生长的尿道正常菌群将对淋菌的生长产生明显的抑制作用。

各种细菌分离培养物均可根据形态与染色特征、生化反应或血清学试验进行菌种或菌型的鉴定，淋菌、结核菌等细菌及其稳定 L 型还可采用聚合酶链反应（PCR）方法进行特异性基因的鉴定。

（2）真菌分离培养：将尿道分泌物或拭子标本直接接种、分段尿液标本分别定量接种于萨布保罗琼脂培养基平板，置温箱内 37℃（酵母菌）培养24～48 小时或 28℃（丝状菌）培养 3~7 日后，根据菌落及其显微镜下形态特征、生化反应及培养物涂片革兰染色或乳酸亚甲蓝染色液染色的特征进行菌种或菌型的鉴定。

（3）支原体分离培养：将尿道分泌物或拭子标本直接接种于固体或液体支原体分离培养基，置烛缸或 CO_2 培养箱内 37℃培养 2～3 日。固体培养基培养物可直接在显微镜下观察支原体菌落，并接种支原体鉴别培养基传代培养，液体培养基培养物则需经滤菌器过滤后接种固体培养基或液体鉴别培养基传代培养。根据培养物的生长情况、菌落以及生化反应特征、血清学试验或特异性 PCR，鉴定培养物的种或型。

（4）衣原体分离培养：衣原体通常采用标本涂片染色法进行诊断，特殊情况下也可将标本接种于细胞单层培养物或鸡胚卵黄囊进行分离培养。标本中的衣原体或衣原体分离培养物可根据其生物学特性或采用特异性 PCR 进行种或型的鉴定。

（5）寄生虫分离培养：疑为阴道毛滴虫感染者的尿道分泌物或拭子标本可直接接种于 DiamondTYM 或 CPLM 培养基进行分离培养。

（6）细菌 L 型分离培养：细菌 L 型分离培养适用于近期或正在接受抗菌药物，尤其是 β - 内酰胺类抗生素治疗的尿道炎患者。对于那些用常规分离培养结果难以解释其临床表现的患者，也可进行细胞壁缺陷细菌的分离培养。细菌 L 型分离培养可将尿道分泌物、尿道拭子或尿离心沉渣标本接种于 L 型琼脂平板，置烛缸或 CO_2 培养箱内进行高渗分离培养。也可将标本滤过后接种 PG 液、肝消化液、牛肉浸液或苏通液体培养基等进行非高渗分离培养。对于分离培养物可采用返祖法或 PCR 的方法进行菌种或菌型的鉴定。

4. 药物敏感试验

一般来说，对于患者标本中分离的病原菌都应当进行药物敏感试验，检测其药物敏感性，以作为临床医师选择抗菌药物对患者进行治疗的重要依据。若无特殊要求，支原体、衣原体、真菌、结核菌、L 型细菌、寄生虫通常不需要常规进行药物敏感试验。

（三）实验室诊断

（1）尿道分泌物检查：尿道分泌物或尿道拭子标本涂片染色镜检通常可发现较多的白细胞、红细胞或脓细胞，细菌、酵母菌或滴虫感染者还可见有大量细菌、酵母菌或阴道毛滴虫。急性尿道炎患者的尿道分泌物或尿道拭子标本涂片中常常可见大量多形核白细胞和（或）浆细胞与淋巴细胞，慢性尿道炎患者的尿道分泌物或尿道拭子涂片中则多见淋巴细胞、浆细胞及少量多形核白细胞或巨噬细胞。

（2）尿液检查：急性尿道炎如果是由于大肠杆菌、克雷伯菌等肠道菌以及某些能够迅速生长繁殖的细菌感染所致者，其尿液通常可呈明显的混浊状态。尿液离心沉渣镜检可见大量白细胞（10mL 晨尿标本离心沉渣，每高倍镜视野下中性粒细胞数 >15 个)，并且可有红细胞或脓细胞。

慢性尿道炎患者的尿液通常清亮透明、淡黄或黄色，尿液标本离心沉渣镜检可见为数不多的白细胞和（或）红细胞。值得注意的是，由于尿道正常菌群的存在，以致在正常人的晨尿标本中也常常可发现有少量白细胞存在。因此，如果采集的是晨尿标本检查，其结果应当与临床医师联系，或直接了解受检者的疾病情况。如果受检者具有较典型的尿道炎症状，即有助于尿液细胞学检查结果的判断。

（3）血液检查：尿道炎患者的血液学检查通常无异常发现，但如果患者具有生殖系统器官或泌尿系统的广泛感染以及全身感染或中毒症状，也可发生血液白细胞数量增多的情况。

（四）鉴别诊断

急性肾盂肾炎需与急性膀胱炎鉴别，前者除有膀胱刺激症状外，还有寒战、高热和肾区叩痛。结核性膀胱炎发展缓慢，呈慢性膀胱炎症状，对药物治疗的反应不佳，尿液中可找到抗酸杆菌，尿路造影显示患侧肾有结核病变。膀胱炎与间质性膀胱炎的鉴别在于后者尿液清亮，极少脓细胞，无细菌，膀胱充盈时有剧痛，耻骨上膀胱区可触及饱满而有压痛的膀胱。嗜酸性膀胱炎的临床表现与一般膀胱炎相似，鉴别在于前者尿中有嗜酸性粒细胞，并大量浸润膀胱黏膜。膀胱炎与腺性膀胱炎的鉴别诊断，主要依靠膀胱镜检查和活体组织检查。

四、治疗

急性膀胱炎患者需卧床休息、多饮水，避免刺激性食物，热水坐浴可改善会阴部血液循环，减轻症状。用碳酸氢钠或枸橼酸钾碱性药物，可降低尿液酸度，缓解膀胱痉挛。黄酮哌酯盐可解除痉挛，减轻排尿刺激症状。根据致病菌属，选用合适的抗菌药物。经治疗后，病情一般可迅速好转，尿中脓细胞消失，细菌培养转阴。单纯膀胱炎国外提倡给予单次剂量或3日1个疗程，避免不必要的长期服药而产生耐药细菌和增加不良反应，但要加强预防复发的措施。若症状不消失，尿脓细胞继续存在，培养仍为阳性，应考虑细菌耐药或有感染的诱因，应及时调整更合适的抗菌药物，延长应用时间，以期早日达到彻底治愈。感染控制后，尤其对久治不愈或反复发作的慢性膀胱炎，则需做详细全面的泌尿系统检查，主要治疗为解除梗阻，控制原发病灶，使尿路通畅。对于神经系统疾患所引起的尿潴留和膀胱炎，根据其功能障碍类型进行治疗。

对于淋病奈瑟球菌、白喉杆菌、结核分枝杆菌、支原体、衣原体、念珠菌、梅毒螺旋体、单纯疱疹病毒、人乳头瘤状病毒、阴道毛滴虫等病原性病原体感染者，还应当注意对其配偶进行病原学检查，阳性者须同时给予治疗。

(一) 抗感染治疗

(1)细菌感染：对细菌感染所致尿道炎患者的治疗应当根据病原学诊断及其药物敏感试验的结果合理选择使用抗菌药物，不论是口服、肌内注射或静脉注射给药，通常都能够获得理想的治疗效果。但对于急性细菌性尿道炎患者，可在首先采集标本之后进行经验性给药治疗。推荐使用的抗菌药物包括氟喹诺酮类、呋喃类、头孢菌素类等。由于引起尿道炎的绝大多数细菌通常可对磺胺类及青霉素类具有耐药性，因此不宜作为经验性治疗的首选药物。各种抗菌药物主要为全身用药，尿道口感染者可同时使用1:5000的高锰酸钾溶液或0.05%～0.1%的苯扎溴铵（新洁尔灭）溶液局部清洗或浸泡治疗。

（2）真菌感染：真菌感染所致的尿道炎可使用酮康唑、氟康唑、伊曲康唑等咪唑类或三唑类抗真菌药物全身用药，治疗5～7日，通常可获得良好的治疗效果。

（3）衣原体感染：衣原体感染所致尿道炎的治疗可使用氟喹诺酮类、利福霉素类、大环内酯类或四环素类药物全身用药，治疗5～7日。

（4）支原体感染：治疗药物种类及方法与衣原体感染所致尿道炎治疗使用的药物与方法相同。

（5）螺旋体感染：对于螺旋体感染所致的尿道炎可选择青霉素类、头孢菌素类、四环素类、大环内酯类等药物全身用药，治疗5～7日。

（6）病毒感染：单纯疱疹病毒感染所致尿道炎的治疗可使用阿昔洛韦局部涂擦或给予口服（每次200mg，每日5次，共5日），也可给予干扰素（每次5×10^4～105×10^4U/kg，肌内注射，每日1次）、利巴韦林（病毒唑，10～15mg/kg，分2次肌内注射）或聚肌胞（每次2mg，2～3次/周，肌内注射）。人乳头瘤状病毒感染所致尿道炎的患者通常给予局部治疗，可对尿道病变组织用CO_2激光或电烧灼处理，也可用5%的氟尿嘧啶霜涂擦病变组织或在膀胱排空后将氟尿嘧啶霜注入尿道。

（二）外科手术治疗

外科手术治疗仅仅适用于包皮过长或包茎、尿道狭窄、脓肿或尿道瘘的患者。

五、护理措施

1.排除焦虑心理，这是最关键的一步，患者需要积极配合治疗，因为在病情治愈之后，还需要服用一段时间的药物，因此患者需要坚持用药，最后使用纯中药降低抗药性和复发率。

2. 节制性行为：如果不幸患有尿道炎，夫妻双方要同时到正规的医院进行治疗外，在伴侣治愈之前双方是不可以进行性生活的。并且在性生活的同时，提倡使用避孕套等屏障性工具，另外也要注意常性生活的卫生。

3. 注意休息：因为患病期间，尿道炎对患者自身的尿路刺激症状是很严重的，有的患者同时还伴有发热，因此卧床休息是最好的，待体温恢复正常后可下床活动。慢性患者也要根据病情适当地休息，避免过度劳累，结果身体免疫力下降。

4. 补充水分：患者一定要多补充一些营养，特别是水分。让自己的小便变多，这样能让小便冲洗尿道，避免细菌在尿道里繁殖。

第三节　膀胱炎

一、细菌性膀胱炎

(一) 急性细菌性膀胱炎

细菌性膀胱炎是膀胱黏膜发生的感染，常伴有尿道炎，统称为下尿路感染，是泌尿外科最常见的疾病之一。结石、异物、损伤、肿瘤、膀胱颈以下的尿路梗阻、神经系统损伤引起的排尿困难等，均易引起膀胱炎。感染途径以上行性最常见，发病率女性远高于男性。致病菌以革兰氏阴性杆菌多见，革兰氏阳性球菌少见。年轻女性发病常与性生活有关，故称"蜜月性膀胱炎"。病理上可分为急性膀胱炎和慢性膀胱炎。

1. 诊断依据

(1) 尿频、尿急、尿痛：症状常突然发生，排尿时尿道有烧灼痛，排尿末疼痛加剧，尿道痉挛，严重时类似尿失禁。会阴部、耻骨上区疼痛，膀胱区轻压痛。

(2) 脓尿：可伴有肉眼血尿，但无管型。

(3) 全身症状不明显，无发热，白细胞不增高。

(4) 中段尿培养＋药敏试验＋菌落计数可明确致病菌，指导抗生素的临床使用。

2. 鉴别诊断

（1）急性肾盂肾炎：除有膀胱刺激症状外，还有寒战、高热、肾区叩击痛等表现。

（2）间质性膀胱炎：有明显的尿频症状。膀胱充盈时剧痛，耻骨上膀胱区有明显疼痛与压痛，可触及饱满的膀胱。尿清，尿常规检查多数正常，极少有脓细胞，尿培养无细菌生长。

（3）嗜酸性膀胱炎：临床膀胱镜检查见膀胱黏膜有 Hunner 溃疡或多片状出血，表现与急性膀胱炎相似，但嗜酸性膀胱炎尿液检查有嗜酸性粒细胞，膀胱黏膜活组织检查见有大量嗜酸性粒细胞浸润为其特征。

（4）腺性膀胱炎：为较少见的膀胱上皮增生性病变，膀胱镜检查和黏膜活组织检查可鉴别。

3. 治疗方案

（1）膀胱炎患者需卧床休息。多饮水，加强营养，避免刺激性食物。

（2）热水坐浴或下腹部热敷，促进血液循环，对改善症状有良效。

（3）碱化尿液常用药物有碳酸氢钠、枸橼酸钾，能碱化尿液、缓解膀胱痉挛。

（4）适当应用解痉止痛药物如颠茄酊、丙胺太林、泌尿灵、托特罗啶等，以解除膀胱刺激症状，必要时可服用镇静、止痛药。

（5）选择有效的抗生素，尿细菌培养及药物敏感试验可作为选择有效抗生素的依据。疗程一般为 5～7 天。用药后 1 周、2 周分别行尿常规和细菌培养，阴性说明治愈。

（二）慢性细菌性膀胱炎

1. 概述常是上尿路慢性感染的继发改变，也可能是急性膀胱炎未彻底治愈而转为慢性或为某些下尿路病变的并发症，如良性前列腺增生、膀胱内剩余尿量增多、尿道狭窄等。在女性，处女膜伞、尿道口处女膜融合也是诱发本病的重要因素。

2. 诊断依据

（1）持续性的或反复发作的膀胱刺激症状，但症状较轻。

（2）尿常规多次检查见少量或中等量白细胞、红细胞，中段尿培养反复阳性。

（3）女性多见，常有泌尿系统其他病史，部分患者有急性膀胱炎病史。

（4）体检可有耻骨上区压痛，尤以膀胱充盈时明显。

（5）膀胱镜检查见膀胱黏膜轻度充血水肿，血管纹理不清，黏膜粗糙增厚，有时可见伪膜样渗出物。

3. 鉴别诊断

（1）结核性膀胱炎：常继发于肾结核，起病缓慢，有尿路刺激症状，血尿多为终末血尿，脓尿为米汤样混浊，沉渣可查到结核杆菌，普通尿培养阴性，静脉尿路造影显示肾盂肾盏有结核的破坏性改变。

（2）女性尿道综合征有尿路刺激症状，无发热、腹痛，尿常规无异常，尿培养阴性。

4. 治疗方案

（1）全身支持疗法：注意休息，多饮水，并保证每天尿量＞2000mL。加强营养，禁食刺激性食物。

（2）找出病原，去除病因，保持排尿通畅，控制原发感染灶。

（3）抗菌药物一般口服药物 10～14 天，尿常规阴性后再予以 1/2 量服用 1～2 周，再次培养阴性后停药。对于反复发作的中青年女患者，可于性交前后服用抗菌药物。

二、间质性膀胱炎

间质性膀胱炎亦称膀胱黏膜下纤维化或 Himner's 溃疡。于 1915 年由 Himner 首先报道。多见于中年以上妇女。其特点是膀胱肌层纤维化，表现为膀胱容量减少、尿频、夜尿、耻骨上区疼痛等症状。国内较少见。

（一）发病机制与病理改变

本病病因，迄今仍不十分清楚。曾设想膀胱肌层纤维化是由于盆腔手术或感染引起膀胱壁内淋巴管阻塞所致，但缺乏足够的证据；亦可能继发于盆腔器官感染引起栓塞性脉管炎或由于血管炎所致的持久性小动脉痉挛或神经源性因素、内分泌因素；由于该病对皮质醇治疗反应良好，20 世纪 70

年代以来有人疑为自身免疫性结缔组织病。由于膀胱壁肌层纤维化，致使膀胱容量明显缩小。膀胱黏膜变薄，尤其在顶部更为明显，有时可见小的黏膜溃疡。严重病例，输尿管开口正常机能被破坏，导致膀胱输尿管反流及随之而来的肾积水或肾盂肾炎。显微镜下可见黏膜变薄或剥落，黏膜下层毛细血管扩张，呈现炎症征象。肌层中血管减少，淋巴管扩张，可见肥大细胞及淋巴细胞浸润。

(二) 临床表现

患者多为中年以上妇女，发病隐匿、病程漫长。主要症状为严重尿频、夜尿、耻骨上区疼痛，膀胱充盈时加重。亦可有尿道或会阴部疼痛，排尿后减轻。强制性控制排尿，可引起程度不同的肉眼血尿。有的病例有过敏史，体格检查无异常发现。有时耻骨上区有压痛。阴道指诊，膀胱部位有触痛，尿液检查无感染征象，尿培养无细菌生长，偶可发现镜下血尿，肾功能正常。膀胱造影显示容量减少，有时发现膀胱输尿管反流。膀胱镜检查，当膀胱充盈时，耻骨上区疼痛加重。膀胱容量可减少至 50~60mL。未经治疗的病例，膀胱黏膜外观尚属正常，有时顶部可见有小出血点，如继续过度充盈膀胱，则可致黏膜破裂、出血。

根据临床表现及活检可明确诊断。需注意与结核性膀胱炎、非特异性膀胱炎、浸润性膀胱癌鉴别。细菌学检查、膀胱镜检查及活检，可做出鉴别。

(三) 治疗

间质性膀胱炎治疗方法很多。膀胱充水扩张治疗，使膀胱逐渐扩大；药物灌注可用 1∶5000 硝酸银或 50% 二甲基亚砜 50mL 注入膀胱保留 15 分钟，每 2 周 1 次；亦可于麻醉下用 0.4%Oxychlorosenesodium（ClorpactinWCS-90）以 10cm 高度水柱压力多次重复灌注，可使膀胱容量扩至 1L。上述药物灌注治疗前，必须做膀胱造影检查，排除膀胱输尿管反流后方可施行，全身药物治疗可用醋酸考地松 100mg/d，或泼尼松每天 10~20mg 分次口服，3 周后减量再继续服用 3 周，可获明显疗效。有应用抗组胺药物，如去敏灵 50mg，每日 4 次而获缓解者。有报道应用具有长作用时间的钠盐肝素，每天 2 万单位静脉滴注，每日1次，亦起阻断组胺作用。手术治疗包括肠道膀胱扩大术、尿道改道术等。若膀胱容量变小可考虑行肠道膀胱扩大术。膀胱输尿管反流或输尿管狭窄所致肾积水或肾盂肾炎，且发展迅猛严重者，及时行尿流改道术是良好的选择。大多数病例经治疗后好转或治愈，一般不需要尿流改道，经尿道行膀胱黏膜溃疡电灼能使疼痛暂时缓解。

三、腺性膀胱炎

(一) 病因

腺性膀胱炎病因尚有争论，目前一般认为是膀胱感染、梗阻、结石及过敏体质等刺激引起的一种黏膜增生性病变。其次可能为由于膀胱黏膜上皮细胞化生和胚胎残余的发展。正常的膀胱黏膜无腺体存在，当有长期的细菌感染或膀胱慢性炎症及异物刺激时，黏膜上皮首先形成上皮芽，逐渐形成移行上皮巢，即BRUNNS巢，接着巢内发生腺体化生。黏膜逐渐累积以至形成小囊肿，最后形成由柱状上皮细胞围绕的囊肿或真正的腺体。

(二) 症状与诊断

本病临床表现为尿频、尿急、尿痛和肉眼血尿及下腹部隐痛。这些症状为长期尿路感染、膀胱内的慢性炎症刺激或膀胱颈部梗阻引起，均为非特异性的表现。确诊主要靠膀胱镜检查加活检。膀胱镜检查可见膀胱腔内有较多的絮状物，局部可呈乳头状、滤泡状、菜花状改变。其中乳头状的腺性膀胱炎需与膀胱乳头状肿瘤相鉴别，前者乳头肿块可被深沟分隔，乳头较透明，无血管分支，乳头周围可见水肿。滤泡样改变多在膀胱三角区及尿道内口周围，偶尔也可在膀胱的侧壁和顶部，滤泡可单个或成群出现。菜花样的腺性膀胱炎与膀胱肿瘤需做病理活检才能鉴别。B超检查对腺性膀胱炎的诊断也有一定的帮助。表现为：

(1) 结节型，膀胱呈局限性结节隆起，病变内部呈均匀的中等水平回声，与膀胱肿瘤很难鉴别。

(2) 乳头型，膀胱壁局部呈突起状或息肉样增生，突入膀胱腔内。

(3) 弥漫增生型，声像图为膀胱壁呈不同程度的增厚。CT与静脉肾盂造影对本病的诊断意义不大。

(三) 治疗和预后

腺性膀胱炎治疗方法较多，有膀胱黏膜剥脱术、膀胱部分切除术、各种药物膀胱腔内灌注及电切或激光疗法等。尤其是近年来随着腔内泌尿外科技术的不断发展，经尿道电切汽化为腺性膀胱炎的治疗开辟了新的途径。由于腺性膀胱炎为顽固性疾病，病变深达膀胱固有膜下层，因此在电切汽化过程中，应根据病变类型、病变累及的深度和范围，采用不同的方式进行操作。切除全部病变黏膜及相邻的正常黏膜，深度要达到固有膜下层。我们认为经尿道电切汽化治疗腺性膀胱炎具有简便、出血少、痛苦小、恢复快、疗效显著的特点。腺性膀胱炎本身是一种增生性非肿瘤性病变，并认为腺性膀胱炎的上皮细胞巢和囊肿是癌前期病变的先兆，最终可发展成膀胱腺癌。确有文献报道腺性膀胱炎发展为膀胱腺癌，但癌变可能性极小，只要定期做膀胱镜检查，及时发现及时治疗，预后是良好的。

四、嗜酸细胞性膀胱炎

嗜酸细胞性膀胱炎是膀胱局部嗜酸性粒细胞发生变态反应引起的疾病。病因不清，多数认为与细菌、药物、异体蛋白及食物过敏原有关。血吸虫卵沉积于膀胱壁，可形成血吸虫性嗜酸性肉芽肿。

(一) 诊断依据

（1）尿频、尿急、尿痛、排尿困难，严重者出现尿潴留，尿痛不因排尿而减轻。

（2）血尿或脓尿较常见，尿常规见蛋白尿。血常规检查可有嗜酸性粒细胞增多。

（3）症状反复发作而趋于慢性，多有过敏史及哮喘史，有过敏时尿路刺激症状加重。

（4）膀胱镜检查见膀胱黏膜红斑、水肿、溃疡、天鹅绒样改变，当为增生性损害时可见乳头状或葡萄状广基肿块。病理检查可见膀胱黏膜内有大量嗜酸性粒细胞浸润而确诊。

（二）治疗方案

（1）抗组胺及类固醇药物应用。

（2）认真寻找过敏原，避免抗原刺激，并行脱敏疗法。

（3）继发感染应用抗生素，尿路刺激症状明显可用舍尼亭等。

（4）局部病灶可行电灼、电切或膀胱部分切除术。

五、出血性膀胱炎

出血性膀胱炎是因某些药物或化学制剂在尿中产生对膀胱的急性或慢性损伤，导致膀胱广泛炎症性出血——一种多病因的并发症，常见于肿瘤患者治疗过程中。多因抗肿瘤药物的毒性或过敏反应，盆腔高剂量照射引起的放射损伤所致。另外，还见于某些病毒感染，如腺病毒、流感病毒感染等。

（一）诊断依据

1.血尿可轻可重，轻者仅有镜下血尿，重度可造成贫血及血液动力学改变。出血可为突发性大量血尿，亦可为顽固性反复血尿。

2.病史往往有肿瘤后放疗、化疗及其他药物、毒物接触史。

3.B超、膀胱镜检查排除占位性病变，可见黏膜充血水肿，有溃疡坏死灶。

（二）治疗方案

（1）当出现镜下血尿时应立即停用治疗原发病的药物。

（2）多饮水、勤排尿，减少代谢产物的浓度和与膀胱接触的时间。

（3）膀胱药物灌洗以减少出血，如1%硝酸银溶液、1%明矾溶液、4%或5%甲醛溶液等。并进行持续膀胱冲洗，冲洗液可加去甲肾上腺素，以助止血。

（4）全身应用止血药物。

（5）应用抗生素控制感染。

（6）支持疗法，给予输血、补液等。

（7）出血严重时可考虑双侧髂内动脉栓塞术或结扎术，必要时行膀胱切除术。

六、气肿性膀胱炎

(一) 概述

气肿性膀胱炎是膀胱壁内或腔内有气体存在的一种膀胱炎症，亦称原发性气尿症。病原菌主要是大肠杆菌、产气杆菌、变形杆菌、金黄色葡萄球菌等。通过血行或尿路上皮的损伤途径进入泌尿系统，尿中葡萄糖酵解和蛋白质分解产生气体，此气体经分析证实为二氧化碳。此病的诱因多为糖尿病或长期大量输注葡萄糖，其次为尿路梗阻长期导尿或尿路损伤而致感染。

(二) 诊断依据

(1) 在排尿或导尿时发现气泡样尿液是最大特点。

(2) 多有长期糖尿病、尿路感染或导尿史。老年女性多见。

(3) 尿频、尿急、尿痛明显，严重时可出现寒战、高热等全身表现。

(4) 化验检查尿中见大量脓细胞、红细胞。中段尿培养可明确致病菌，以产气杆菌多见。

(5) X 线检查对诊断有重要意义。X 线表现分为三期：Ⅰ 期，膀胱造影可见围绕膀胱腔有一圈约 1mm 宽的清晰透亮带；Ⅱ 期，气体增多，膀胱壁边缘不规则，壁增厚，除有透亮带外还有一个气泡；Ⅲ 期，膀胱壁气泡破裂进入膀胱腔，腔内气体增多，此时可排出气尿。

(三) 治疗方案

(1) 积极治疗原发病如糖尿病、尿潴留等，去除诱因。

(2) 控制感染Ⅰ选择高效抗生素，特别是根据药敏结果选用，尽快控制感染。

(3) 引流尿液Ⅰ解除梗阻，亦可选用抗生素溶液冲洗膀胱。

(4) 全身支持疗法，纠正营养状况，增强机体的抵抗能力。

七、放射性膀胱炎

放射性膀胱炎多见于盆腔肿瘤放射治疗后，发生率为 2.1% ~ 8.5%。一般认为，膀胱组织对射线的耐受量为60Gy，超过此剂量易发生放射性膀胱炎。放射性膀胱炎的发生时间多数在放射治疗结束后2～3年，短则照射后数月，长则10～20年。病变部位常见于膀胱后壁、三角区及其周围组织，因其靠近照射部位以及血液供应较少。病理变化主要是黏膜溃疡伴有出血、大量炎性细胞浸润，上皮细胞萎缩或增生。

(一) 诊断依据

(1) 有明确的放疗史，照射剂量在55Gy以上。

(2) 突发性、无痛性血尿，多伴有尿频、尿急，尿中带有大小不等的血凝块，少数患者出现排尿困难。

(3) 患者可有明显下腹触痛，严重贫血者出现双下肢凹陷性水肿，伴有细菌感染者可有发热及白细胞升高。

(4) 晚期形成溃疡并继发膀胱穿孔，形成腹膜炎。

(5) 如远端输尿管受侵犯，发生狭窄可引起肾盂积水，重者发展成尿毒症。

(6) 膀胱镜检查：排除肿瘤，并可见膀胱黏膜溃疡、出血。

(二) 治疗方案

1. 一般疗法

注意饮食，忌刺激性食物，酸化尿液可口服大量维生素C或酸性橘汁、氯化铵，并可防止感染性结石的生长。

2. 对症治疗

如补液、输血、止血及抗炎等。对轻度放射性膀胱炎患者的有效率可达73%。

3. 血块的清除及膀胱内药物灌注

可在麻醉状态下用前列腺切除器清除凝血块。发现明显出血点可在直视下电凝止血，或以5%甲醛棉球放在出血处15分钟，多可止血。对弥漫性多灶性出血点可用1%明矾溶液或4%～5%的甲醛溶液膀胱灌注，保留20分钟后以生理盐水冲洗干净，效果良好。

4. 高压氧

能使放射线引起的膀胱血管病变逆向发展，它可使膀胱壁形成新血管，增加组织的供氧。可用于预防和治疗，治愈率为64%～75%，有效率可达92%，且不会促使癌肿增长。

5. 血管栓塞

选择性髂内动脉栓塞对顽固的、严重的膀胱大出血效果良好。

6. 中医疗法

用清热解毒、凉血止血的中药配以缓解痉挛、止疼、消炎作用的西药，将药物灌注入膀胱内，直接作用于受损伤的膀胱黏膜局部，不仅疗效好、见效快，而且全身不良反应小，用药方便、经济，不失为一种较好的治疗方法。有报道治愈率达93%。

7. 预防

膀胱过量照射是导致放射性膀胱炎的主要因素，因此，减少膀胱照射剂量可以减少放射性膀胱炎的发生。例如，腔内照射不超过50Gy，给予适当填塞以保护膀胱，可避免放射性膀胱炎的发生。Sanchiz等用超氧化物歧化酶（SOD）预防放射性膀胱炎，发现SOD在降低急性放射损伤方面有效。

八、膀胱软斑症

（一）概述

膀胱软斑症在尿路软斑症中约占40%，为罕见的炎症性疾病。其发病与免疫缺陷或自身免疫失调、体内吞噬细胞缺陷有关，如恶性肿瘤、慢性严重疾病、类风湿性关节炎、应用免疫抑制剂等。

（二）诊断

1. 性别比例

多见于成年女性，男女比例1：4。好发年龄女性在30岁以上，男性在50岁以上。

2. 临床表现

反复发作尿频、尿急、尿痛症状，可有间歇性血尿和排尿困难等表现，下腹部胀感不适，有时症状不典型或无临床表现。

3. 尿液检查

尿常规检查有少量到多量的红细胞和白细胞；尿细菌学检查，尿沉渣涂片或中段尿细菌培养可查到致病菌，常见为大肠杆菌；尿脱落细胞检查可见典型的软斑组织细胞。

4. X 线检查

静脉尿路造影显示病变累及输尿管口，引起上尿路梗阻、肾功能减退。膀胱造影可显示膀胱内有充盈缺损。

5. B 型超声和 CT 检查

可显示膀胱内有占位性病变。

6. 膀胱镜检查

可见高出黏膜的斑或结节，中间部分表面呈脐状凹陷，如同火山口样溃疡，通常围绕病灶有一圈炎性晕，颜色从淡灰黄到棕色，面积可达 $1 \sim 12cm^2$，一般情况可以看到 $2 \sim 3$ 个斑块，有时合并溃疡和出血。病理特征为软斑组织细胞。

（三）治疗

1. 药物治疗

膀胱软斑症属于炎症性病变，需长期应用抗生素治疗，尤其要选用能进入细胞内的抗生素，如利福平、TMP 等，疗程半年以上。

2. 胆碱能药物和维生素 C

胆碱能药物和维生素 C 能纠正体内吞噬细胞的功能缺陷，临床应用氨甲酰胆碱每次 $10 \sim 25mg$，每日 4 次，与维生素 C 合并应用治疗软斑症有不同程度的疗效。

3. 外科治疗

经尿道行膀胱内病变电灼或开放手术切除，可获治愈。但应注意防止复发。

九、护理措施

(一) 病情观察

1. 体温

急性膀胱炎患者体温在39℃以上者，可给予冰袋或温水擦浴降温。同时，嘱患者卧床休息，多饮水，促进体内毒素排出。尿液的冲刷作用，可减轻膀胱的感染。

2. 疼痛

膀胱刺激症状明显并伴有剧烈疼痛时，可给予解痉镇痛药，亦可口服碳酸氢钠等药物，以碱化尿液，缓解症状。

(二) 热水坐浴

慢性膀胱炎患者，每日行热水坐浴2~3次，以改善局部血液循环，促进炎症消退。

(三) 留置导尿管护理

患者留置导尿管后，每日行膀胱冲洗2次，冲洗液可选用1：5000呋喃西林液或0.5%~1%新霉素溶液。冲洗盘每次用毕更换，并严格无菌技术操作。

(四) 饮食护理

给予高蛋白、高热量、易消化的饮食，以提高机体抵抗力，促进其健康。忌麻、辣等刺激性食物。

(五) 心理护理

膀胱非特异性感染以局部症状为主，全身症状一般不严重。因此，许多患者认为此病易治，对坚持治疗不够认真。据统计细菌性膀胱炎的复发率为50%，其中许多复发病例是由治疗不彻底引起。故做好患者的心理护理，使之认识坚持治疗的重要性，力求在急性期彻底治愈，防止复发。

第四节 肾盂肾炎

肾盂肾炎属于上尿路感染，感染部位在肾盂，常伴有下尿路感染。根据临床病程，可以分为急性肾盂肾炎和慢性肾盂肾炎。根据是否有全身或局部基础疾病导致肾盂肾炎好发，可以分为非复杂性肾盂肾炎和复杂性肾盂肾炎。如果每年发作超过 3 次或半年内发作超过 2 次，可以称为反复发作的肾盂肾炎。

一、病因和发病机制

(一) 致病菌

最多见的是肠道革兰阴性杆菌。其中以大肠埃希菌最常见，占尿路感染的 70% 以上，其他依次是变形杆菌、克雷伯杆菌、产气杆菌、沙雷杆菌、产碱杆菌、粪链球菌、铜绿假单胞菌和葡萄球菌。临床上初发尿路感染的致病菌多为大肠埃希菌，铜绿假单胞菌感染常发生于尿路器械检查之后，变形杆菌、克雷伯杆菌感染常见于尿路结石病患者。混合感染多见于长期应用抗生素、长期留置导尿管的患者。

(二) 感染途径

1. 上行感染

是最常见的感染途径，即细菌沿尿道上行至膀胱、输尿管乃至肾脏引起感染。致病菌多为大肠埃希菌，这些菌来自粪便污染，正常人尿道口及其周围有此类菌寄居，当机体抵抗力低下或尿道黏膜受刺激后，细菌黏附于尿道黏膜上行而致病。常见诱因有尿路器械检查、性生活、导尿、月经期等。女性尿道短而宽，距离肛门、阴道近，故易发生尿路感染。

2. 血行感染

少见，不到3%。细菌从体内感染灶（如扁桃体炎、鼻窦炎、龋齿、皮肤化脓感染灶等）侵入血流，到达肾脏引起肾盂肾炎，称为血行感染。多发生于原来已有严重尿路梗阻者或机体免疫力极差者。致病菌多为大肠埃希菌和金黄色葡萄球菌。

3. 淋巴道感染

极其少见，下腹部、盆腔器官和肾周淋巴管有交通支，细菌经淋巴管进入肾脏而致病。

4. 直接感染

很少见，外伤或肾、尿路附近的器官与组织感染，细菌直接蔓延到肾引起肾盂肾炎。

(三) 机体易感因素

人体对细菌入侵尿路有防御能力，包括尿流不断冲洗、尿液中高浓度尿素和酸性环境，以及膀胱黏膜分泌的有机酸和抗体等，虽然细菌常可侵入膀胱，但并不都会引起尿路感染。

但当机体防御机制被损害后即发生尿路感染，常见机体易感因素有以下几个方面。

1. 尿路梗阻

尿路梗阻是最主要的易感因素。

梗阻常见病因如下。

(1) 肾外梗阻：尿道狭窄、尿路结石、前列腺增生、肿瘤或妊娠子宫压迫等。

(2) 肾内梗阻：尿酸结晶、微小结石、晚期肾实质病变引起的肾小管集合系统引流不畅等。

2. 膀胱输尿管反流

健康人输尿管膀胱结合处具有单向瓣功能，膀胱充盈或排尿时阻止尿液上行，若此瓣功能丧失，当膀胱内压力升高或排尿时，尿液反流入肾盂并导致感染。

3. 泌尿系统畸形和结构异常

如多囊肾、马蹄肾等。

4. 机体抵抗力低下

如糖尿病、慢性肾实质病变、营养不良、晚期癌症患者及长期使用免疫抑制剂的患者，易发生尿路感染。

5. 其他易感因素

包括尿道内或尿道口周围有炎症病灶 (如妇科炎症、细菌性前列腺炎等)、妊娠与分娩、医源性因素等。据统计，1 次导尿和保留导尿 1 天、3~4 天，尿路感染的发生率分别是 1%~3%、50%、90% 以上，膀胱镜检查也易导致尿路感染。

二、病理

肾盂肾炎的病理改变以瘢痕形成为特征。病变多样化，肾间质、肾小管及肾小球均有改变。尸检时可见到肾脏呈对称性或不对称性萎缩，表面不平、切面可见肾实质中有许多索条状瘢痕，由肾髓质伸展至肾皮质，在瘢痕病变的区域内，肾小管及肾小球完全破坏，被致密的结缔组织所代替，几乎看不见任何细胞成分，但有时也可见到许多淋巴细胞及浆细胞。这些瘢痕病变显然是急性化脓性病变愈合的结果，在其边缘有时还能见到急性间质性炎症。在病变的外围可见到外表正常的肾小球，其四周有萎缩的变形的肾小管。有时肾小管密集成堆，其中完全没有或只有很少几个肾小球。肾小管上皮萎缩，管腔变空或充满外观均匀一致的玻璃管型，这种管型是由白细胞管型退化变成，说明在急性期，与这些肾小管联结的肾小球被急性化脓过程破坏，致其中的白细胞管型不能随尿排出而滞留在肾小管腔中，最后变成玻璃管型。瘢痕组织的周围，有些肾小管呈囊性扩张，这是瘢痕组织压迫的结果，或由急性肾小管阻塞所造成 (称为 "肾内肾盂积水")。动物实验证实这种组织对感染的易感性增加，由此形成感染 - 瘢痕 - 感染的恶性循环。在扩张的肾小管的管腔中充满冻胶状物质，这是急性期肾小管阻塞后，脓性分泌物不能排出而变成。在肾锥体的尖端及肾髓质中，可见到收集管变形，其周围结缔组织增生，呈黏液水肿样，无炎细胞浸润，而与其相邻的皮质组织中却有许多炎细胞。

疾病的晚期，肾小球也有病理改变，被称为坏变性肾小球炎，是一种硬化性及增殖性病变，呈局灶性分布，有时也可以很广泛，几乎呈弥漫性。在有显著的增殖性动脉内膜炎的区域中，坏变性肾小球炎最显著。发病机制不明，可能与增殖性动脉内膜炎造成缺血有关，根据动物实验资料，可能还有免疫机制参与作用。坏变性肾小球炎常见于因迅速进行性尿毒症而死亡的患者，生前均有严重的高血压，但是有严重高血压的患者不一定均有坏变性肾小球炎。当患者的病情迅速进行性恶化时，如果不能用充血性心力衰竭、水盐代谢紊乱、恶性高血压、肾盂肾炎急性发作或尿路梗阻等原因来解释，应考虑有坏变性肾小球炎的存在。慢性肾盂肾炎还有另两种肾小球病理改变：

（1）由于恶性高血压引起的肾小球血管丛的坏死性小动脉炎和纤维蛋白样坏死。

（2）肾小球周围纤维组织增生，侵入肾小球，导致肾小球闭塞。

慢性肾盂肾炎的另一种突出的病理改变是增殖性动脉内膜炎，与在恶性高血压所见到的小动脉病理改变非常相似，但在无高血压的慢性肾盂肾炎病例中，增殖性动脉内膜炎仍然极为显著，且常常存在于慢性肾盂肾炎病理改变最为严重的区域。有人认为这是一种炎症性动脉内膜炎。动脉内膜炎可造成组织缺血，甚至造成慢性血管闭塞而导致肾小球节段性缺血性萎缩。

有些病例的肾脏病理改变除瘢痕组织外，还可见到有些区域仍然呈现急性肾盂肾炎的病理改变，这种患者可持续有脓尿及细菌尿。但是大多数患者不是这样，而是感染已不复存在，但肾实质的组织破坏仍然继续进行。有人提出慢性肾盂肾炎的病理改变，如肾组织的慢性炎症反应、肾小球炎、肾小管退化变性、动脉内膜炎等，与移植肾的病理变化十分相似，移植肾的病理变化是由自身免疫机制引起。因此，推测慢性肾盂肾炎的组织损害，是由于感染破坏了肾组织后，释放出来肾组织抗原诱发自身免疫反应，这一说法尚待证实。

慢性肾盂肾炎引起肾组织进行性破坏，有功能的肾单位的数目逐渐减少，最终导致肾功能减退及慢性肾衰竭。除感染本身对肾组织的直接破坏作用外，细菌内毒素使肾小管强烈收缩，高血压对血管的损害，增殖性动脉炎引起管腔狭窄等因素使肾血流量明显减少，导致肾组织缺血，在这种情况下，即使感染已消失，肾功能仍然发生进行性损害。肾脏内的感染首先从肾髓质开始，故肾髓质的病变常较皮质严重。肾小管受到肾间质炎症及瘢痕的损害比肾小球严重。

三、临床表现

(一) 症状与体征

急性肾盂肾炎经过治疗后症状及细菌尿消失，可以完全恢复，除由于肾组织的瘢痕形成使肾组织对感染的易感性增加外，不留下任何不良后果。但如果肾内感染不能彻底消除，持续有症状或间断有急性发作，超过6个月，就形成慢性肾盂肾炎。但是临床上，有明显的急性发作症状的慢性肾盂肾炎患者并不多见，而绝大多数非梗阻性慢性肾盂肾炎无泌尿系统感染的任何症状 (又称原发性萎缩性肾盂肾炎)，通常患者一直感觉很好，疾病以隐匿的方式进行，一直进行到慢性肾衰竭才出现症状。临床表现有全身无力、食欲不振、体重减轻、头昏头痛、恶心呕吐、口渴多尿、贫血、氮质血症、代谢性酸中毒、肾性骨病等，与其他肾脏疾病引起的慢性肾衰竭无区别。患者缺乏肾脏内感染的临床表现，甚至无脓尿及细菌尿。血压多数正常，晚期可升高。眼底亦多数正常 (终末期也可有改变)。如不合并心力衰竭，一般无水肿。少数患者可追溯至儿童期或妊娠时有过泌尿系统感染病史，以后时有不明原因的发热、腰痛或蛋白尿。儿童可生长缓慢及营养不良。至于有泌尿系统梗阻的慢性肾盂肾炎患者则有排尿困难、血尿、肾绞痛及排出结石等临床表现、诊断较易。另外，还有一些患者有反复发作典型的急性肾盂肾炎、膀胱炎多年而肾功能正常或损害很轻，这类患者与上述原发性萎缩性肾盂肾炎形成鲜明的对比，代表慢性肾盂肾炎临床表现的两个极端。

慢性肾盂肾炎进行缓慢，患者可存活许多年，虽然两侧肾脏已有显著的病理改变，但可无肾功能障碍的临床表现，即使肾功能已失代偿，病情进行也缓慢，患者虽然有氮质血症数年，仍能维持一定的活动。死亡的原因是尿毒症或继发感染。有血压高者，病程进展较快，死亡的原因可以是冠状动脉硬化性心脏病及脑血管病。

(二) 慢性肾盂肾炎与高血压

慢性肾盂肾炎作为高血压的病因尚无一致意见，有三种可能：

(1) 无关。

（2）慢性肾盂肾炎是高血压的原因。

（3）慢性肾盂肾炎使原先已存在的高血压（不论什么原因引起）加重。

肾盂肾炎合并高血压占全部病例的 11.8% ~ 84.5%，各家报道差别很大，一般认为约 15%。发病率的高低受到以下因素的影响：

（1）选择患者的方法及肾盂肾炎与高血压的诊断标准。

（2）患者的年龄。

（3）高血压家族史。

（4）肾盂肾炎的病期。

（5）肾盂肾炎的类型（萎缩型、梗阻型）。

动物实验发现只有感染严重及广泛时，肾盂肾炎才引起或加重高血压，但临床上有单侧肾盂肾炎引起高血压的个别病例报道，切除病肾后血压即恢复正常。

通过大宗病例的统计，有人发现慢性肾盂肾炎患者合并高血压显著高于无慢性肾盂肾炎的患者；两侧萎缩性肾盂肾炎的患者合并高血压亦较无肾萎缩的肾盂肾炎患者显著增高，因而认为慢性肾盂肾炎，特别是伴有背萎缩者，可产生高血压。但是很多病情严重的肾盂肾炎患者在整个病程中始终血压不高。如果肾萎缩是高血压的原因，则血压升高的程度应与血清肌酐的水平有明显相关，但实际上二者之间并无关系。那些病史明确的萎缩性肾盂肾炎病例，病程与高血压之间也无关系。

有人观察到在萎缩性肾盂肾炎的肾组织中，常常有严重的增殖性动脉内膜炎，这种病变造成血管狭窄及肾组织缺血，从而引起高血压。但是也有人报道有高血压的慢性肾盂肾炎患者，通过肾活体组织检查未见有增殖性动脉内膜炎，而在有广泛增殖性动脉内膜炎的患者中，也有血压不高的。此外，高血压本身引起的过度增生的动脉硬化症与增殖性动脉内膜炎有时极难区别。

任何原因引起的肾衰竭均可发生高血压，因此病情严重的萎缩性肾盂肾炎合并高血压并不能说明二者之间的关系。

动物实验证实高血压使肾脏对感染的易感性增加。通过调查发现有高血压的肾盂肾炎患者大多数有高血压家族史，阳性率与原发性高血压一样高，而肾小球肾炎患者就没有这样高，说明原发性高血压患者易患肾盂肾炎。另一方面，肾盂肾炎可使原已存在的原发性高血压加重。有高血压家族史的人患肾盂肾炎时，高血压的发生率显著升高。原发性高血压患者患肾盂肾炎时，血压亦高于原先水平。肾盂肾炎还可诱发恶性高血压。在全部高血压患者中，恶性高血压只占2%，而萎缩性肾盂肾炎患者中有15%~20%合并恶性高血压。慢性肾盂肾炎者的舒张期血压及肾小动脉硬化的程度均较无慢性肾盂肾炎者严重，说明不管这两种疾病哪一种发生在前，当同时存在时，高血压更为严重。

综上所述，慢性肾盂肾炎与高血压的因果关系尚难做出肯定的答复。目前只能做出以下结论：有些慢性肾盂肾炎患者合并有高血压，在肾衰竭前即可出现。此外，原发性高血压患者比较容易发生肾盂肾炎。当高血压与慢性肾盂肾炎同时存在时（不管因果关系如何），病情往往较严重。

四、辅助检查

梗阻性慢性肾盂肾炎有泌尿生殖系统症状，容易做出诊断。有些患者有急性泌尿系统感染史，进行检查时还可发现脓尿及细菌尿，亦容易做出诊断。但是大多数非梗阻性慢性肾盂肾炎既往无急性泌尿系统病史，也无肾脏疾病的症状，肾衰竭是最早出现的症状，尿中细胞成分也很少，不容易做出诊断。

(一) 尿常规化验

如无充血性心力衰竭及恶性高血压，尿蛋白不太多，如尿排出蛋白多于3g/d，则反对慢性肾盂肾炎的诊断。尿沉检查可以有少量红细胞及白细胞，但亦可以无任何发现，甚至用定量计数的方法，红细胞及白细胞数目亦不高。尿沉渣见到白细胞管型说明肾实质发炎，对诊断慢性肾盂肾炎有助，但白细胞管型也可见于其他肾脏疾病，并非慢性肾盂肾炎所特有。同样闪光细胞的发现也无特异性。

(二) 白细胞排泄激发试验

静脉注射细菌内毒素后半小时，白细胞及非鳞状上皮细胞从尿中排出大大增多，可以帮助诊断。但细菌内毒素可引起发热及其他反应，研究发现注射肾上腺皮质激素亦有激发作用。试验方法是：令患者排空膀胱尿液，2

小时后收集一次尿标本，然后静脉注射磷酸泼尼松龙 40mg（溶于生理盐水10mL，3~5分钟注射完），此后每小时收集尿标本一次，共 2~4 次。收集标本时注意清洁外阴，记录尿量，并取少量中段尿做细胞计数。如注射后尿白细胞排出明显增多，大于 10 万 /h 对诊断有参考价值。有时还可出现尿路刺激症状或细菌培养阳性。

（三）尿培养

尿定量细菌培养的诊断价值已如前述，但是慢性肾盂肾炎尿培养常常无菌。

（四）肾盂造影

排泄性肾盂造影可见到肾脏缩小、表面不平，有肾盂积水及由于粗大的瘢痕使相应的肾乳突回缩等现象。同时还可了解泌尿系统有无先天性畸形及尿路梗阻。对于反复急性发作的患者。可行排尿时膀胱尿道造影，可诊断膀胱输尿管反流。对于已有慢性肾衰竭的患者，排泄性肾盂造影不显影，没有诊断价值，而逆行性肾盂造影虽非禁忌，但可招致上行性感染及诱发坏死性肾乳突炎，使病情恶化，故尽可能不做。

（五）肾活检

针穿刺肾活检见到慢性肾盂肾炎的病理改变可做出慢性肾盂肾炎的诊断，但是任何原因引起的慢性间质性肾炎有相似的病理改变，无法鉴别。由于病变呈灶性分布，不一定能抽出有病变的组织，故肾活检正常不能除外慢性肾盂肾炎。肾活检的组织标本有可能培养出细菌，但大多数患者感染已消失，不能培养出细菌。

五、诊断

（一）急性肾盂肾炎的诊断

根据全身症状、泌尿系统表现、尿中白细胞增多、菌尿等可做出诊断。表现不典型者需多次查尿，参考多项实验室检查结果确诊。

(二) 慢性肾盂肾炎的诊断

急性肾盂肾炎反复发作，病史半年以上，临床上有肾小管功能不全的表现，影像学检查证实肾盂肾盏变形、缩窄及双肾不对称缩小，外形凹凸不平，可诊断为慢性肾盂肾炎。

六、治疗

(一) 急性肾盂肾炎的治疗

1. 一般治疗

发热及全身中毒症状明显，或有明显血尿及尿路刺激症状者，应卧床休息，进食富含热量和维生素的饮食，高热脱水时应静脉补液，多饮水，勤排尿，以保证尿路冲洗作用。

2. 抗生素的应用

为主要治疗，在留取尿细菌培养标本后，首先选用对革兰阴性杆菌有效、在血中浓度高或在尿中浓度也高的抗生素治疗。轻症患者尽可能单一给药，口服有效抗生素2周；严重感染宜采用肌内注射或静脉给予抗生素，可两种抗生素联合应用；已有肾功能不全者，则避免应用肾毒性抗生素。

抗生素用至症状消失，尿常规转阴和尿培养连续3次阴性后3~5天为止。急性肾盂肾炎一般疗程为10~14天，疗程结束后5~7天查尿细菌，如仍为阳性，应换药再治疗2周，如连续2周，每周2次尿细菌检查为阴性，6周后再复查1次仍为阴性，则为临床治愈。

(二) 慢性肾盂肾炎的治疗

抗生素的应用与急性肾盂肾炎基本相同，但疗程应延长，选择抗生素最好根据尿培养和药敏试验结果，两种药物联合应用，2~3周为一疗程，结束后一周查尿，若尿细菌仍为阳性，另选一组抗生素应用，疗程相同。也可两种抗生素轮流使用，直至尿细菌阴性，总疗程2~4个月。若第一疗程结束尿细菌已阴性可停药定期复查。经治疗后症状消失，尿细菌转阴后在6周内症状再现，尿检查为真性细菌尿，且与上次同属一菌种为复发，频繁复发用长程抑菌疗法，即于每晚睡前排尿后口服一种较大剂量的抗生素（如诺氟沙星），坚持用药半年至一年。为防止细菌产生耐药可定期交替使用抗生素。

七、护理措施

(一) 病情观察

观察生命体征，尤其是体温变化；观察尿路刺激征及伴随症状的变化，有无并发症等。

(二) 生活护理

（1）休息：为患者提供安静、舒适的环境，增加休息和睡眠时间。高热患者应卧床休息，体温超过39℃时需进行冰敷、乙醇擦浴等措施进行物理降温。

（2）饮食护理：给予高蛋白、丰富维生素和易消化的清淡饮食，鼓励患者多饮水，每天饮水量不少于2000mL。

(三) 药物治疗的护理

（1）遵医嘱用药，轻症者尽可能单一用药，口服有效抗生素2周；严重感染宜联合用药，采用肌内注射或静脉给药；已有肾功能不全者，则避免应用肾毒性抗生素。

（2）观察药物疗效，协助医师判断停药指征。

（3）注意药物的不良反应：诺氟沙星、环丙沙星可引起轻微消化道反应、皮肤瘙痒等；氨基糖苷类药物对肾脏和听神经有毒性作用，可引起耳鸣、听力下降，甚至耳聋；磺胺类药物服药期间要多饮水和服用碳酸氢钠以碱化尿液，增强疗效和减少磺胺结晶的形成。

(四) 尿细菌学检查的标本采集

（1）宜在使用抗生素前或停药5天后留取尿标本。

（2）留取清洁中段尿标本前用肥皂水清洗外阴部，不宜用消毒剂，指导患者留取尿标本于无菌容器内，于 1 小时内送检。

（3）最好取清晨第 1 次（尿液在膀胱内停留 6~8 小时或以上）的清洁、新鲜中段尿送检，以提高阳性率。

（4）尿标本中注意勿混入消毒液；女性患者留取尿标本时应避开月经期，防止阴道分泌物及经血混入。

(五) 心理护理

向患者说明紧张情绪不利于尿路刺激征的缓解，指导患者放松身心，消除紧张情绪及恐惧心理，树立战胜疾病的信心，共同制订护理计划，积极配合治疗。

(六) 健康教育

（1）向患者及家属讲解肾盂肾炎发病和加重的相关因素，积极治疗和消除易感因素。尽量避免导尿及尿道器械检查，如果必须进行，应严格无菌操作，术后应用抗菌药以防泌尿系统感染。

（2）指导患者保持良好的生活习惯，合理饮食、多饮水、勤排尿，尽量不留残尿；保持外阴清洁，女性患者忌盆浴，注意月经期、妊娠期、产褥期卫生。

（3）加强身体锻炼，提高机体抵抗力。

（4）育龄妇女患者，急性期治愈后 1 年内应避免妊娠。与性生活有关的反复发作患者，应于性生活后立即排尿和行高锰酸钾坐浴。

（5）告知患者遵医嘱坚持按疗程应用抗菌药物是最重要的治疗措施，嘱患者不可随意增减药量或停药，以达到彻底治愈的目的，避免因治疗不彻底而演变为慢性肾盂肾炎。慢性肾盂肾炎应按医嘱用药，定期检查尿液，出现症状立即就医。

第五节　前列腺增生

良性前列腺增生（benign prostatic hyperplasia，BPH）也称前列腺增生症，是导致男性老年人排尿障碍最为常见的一种良性疾病。BPH 造成的危害是增生的腺体致使后尿道狭窄、弯曲变长，使膀胱底部抬高，引起尿道梗阻，发生排尿困难、排尿时间延长，出现残余尿、膀胱扩大、小梁形成，小梁间又可形成憩室。进一步发展，可出现膀胱输尿管反流，使肾功能受到影响，可合并结石及泌尿系感染。

一、临床表现

随着下尿路梗阻加重，症状逐渐明显，称为症状性（临床）BPH，症状的出现与年龄有密切关系，据统计，45 岁男性出现前列腺综合征者占 23%，而 60～85 岁时则占 78%。一般在 50 岁以后出现症状。患者前列腺大小与症状不成比例，症状则取决于尿路梗阻的程度、病变发展的速度及是否合并感染和结石，而不在于前列腺本身的增生程度。部分 BPH 患者的腺体较大但没有症状或症状不明显；部分 BPH 患者的腺体较小但症状严重。

BPH 症状大致可分为刺激症状、梗阻症状和其他症状。

（一）刺激症状

BPH 常见的刺激症状有尿频、夜尿增多、尿急或伴有尿痛、急迫性尿失禁等；这些症状可能与膀胱出口梗阻、非梗阻性逼尿肌不稳定有关。尿频是指排尿次数增多，为 BPH 的早期症状，首先表现为夜尿次数增加，但每次尿量不多，随之白天也出现尿频，夜尿次数的多少与前列腺的增生程度平行。原来没有夜尿的患者，出现夜尿 1～2 次，反映有早期梗阻；当夜尿次数达 4～5 次时，表明膀胱颈部梗阻程度日趋严重。夜尿次数增多可由于逼尿肌不稳定或肾脏失去产生尿液的正常节律所引起；夜间迷走神经兴奋，膀胱张力减低导致剩余尿量增多，也可能是夜间尿频的原因。随着梗阻加重，膀胱逼尿肌失代偿，每次排尿时不能将膀胱内尿液排净，出现残余尿。膀胱的有效容量减小，使排尿的间隔时间缩短，尿频也逐渐加重。下尿路梗阻时，50%～80% 的患者伴有尿急或急迫性尿失禁。如伴有膀胱结石或感染，则尿频更加明显，且伴有尿痛。

（二）梗阻症状

BPH 常见的梗阻症状有排尿困难、尿线变细、间歇性排尿、终末尿滴沥、尿不尽感等。排尿困难是指排尿费力、排尿不畅。进行性排尿困难是 BPH 患者最重要的症状，发病常很缓慢，有时并不引起老年人的注意。有尿意时，尿液不能立即排出，从试图排尿到尿流开始时间延长，称为排尿踌躇，时间从数秒至数分钟。增生的前列腺使后尿道延长、弯曲、变窄，或增生的中叶可突向膀胱颈而形成球形活瓣，均使排尿时阻力增加。下尿路梗阻的程度并不完全取决于增生腺体的大小，而在于增生的部位。由于尿道阻力增加，膀胱逼尿肌必须过度收缩才能开始并维持排尿。轻者患者排尿起始缓慢，尿线无力，射程短，尿线变细或分叉；严重者需要多次憋气、腹部肌肉收缩增加腹压或用手按压膀胱区帮助排尿。在憋气时间太长而需深呼吸时，随着腹压降低，尿流中断，出现间歇排尿现象，尿流率计测定的尿流曲线呈锯齿状。发展至后期，尿流不能成线，而呈点滴状，甚至完全不能排尿。尿潴留指膀胱内充满尿液而不能排出。尿路梗阻加重达一定程度，当膀胱逼尿肌失代偿时，患者不能排尽全部尿液，而出现膀胱残余尿。残余尿越多，表示尿路梗阻程度越重，残余尿过多时，膀胱过度膨胀且压力增大时，可出现充盈性尿失禁。夜间熟睡后，盆底肌肉松弛，尿液更易流出，出现夜间遗尿。体内交感神经兴奋将使前列腺腺体收缩及张力增加，在前列腺增生的任何阶段均可发生急性尿潴留。在急性尿潴留发生之前，多数患者有排尿困难症状，当受凉、劳累、饮酒、憋尿等原因引起交感神经兴奋时，腺体及膀胱颈平滑肌收缩，造成急性尿道梗阻而导致尿潴留。急性尿潴留时，膀胱突然胀满致剧烈疼痛，耻骨上膨隆，可摸到膨胀的膀胱。急性尿潴留并不意味着逼尿肌代偿不全已发展至终末期，代偿良好的膀胱可因内服 α-肾上腺能药物、前列腺感染以及膀胱过度膨胀所诱发。留置导尿管可使膀胱功能恢复，及早手术解除梗阻可完全复原。

但是这些梗阻症状也不是膀胱出口梗阻的特有症状，无膀胱出口梗阻的老年男性或妇女，因逼尿肌老化及收缩肌降低也可出现类似的症状。

(三) 其他症状

1. 血尿

60 岁以上 BPH 患者大多出现肉眼血尿，通常为初始或终末性血尿。其原因是增生的前列腺黏膜上毛细血管充血、小血管扩张并受到增大腺体的牵拉，当膀胱收缩时，可出现镜下或肉眼血尿。偶有大量血尿，血块可充满膀胱而需紧急处理。膀胱镜检查、金属导尿管导尿、急性尿潴留导尿时膀胱突然减压，均易引起严重血尿。

2. 尿路感染

下尿路梗阻而出现尿潴留，易发生尿路感染。继发下尿路感染时，尿急、尿频、排尿困难等症状加重，并伴有尿痛；合并膀胱结石时症状更为明显并可伴有血尿。继发上尿路感时，出现发热、腰痛及全身中毒症状，肾功能也将进一步受到损害。平时患者虽无尿路感染症状，但尿中可有较多白细胞或尿培养有细菌生长。

3. 肾功能损害

下尿路梗阻若不能得到及时、合理治疗，一些患者随着梗阻进一步加重，发展成膀胱壁广泛的结构和功能损害，逼尿肌大部分被细胞外基质代替，失去代偿能力，膀胱扩大，膀胱壁变薄，进一步发展导致支持输尿管膀胱壁段的肌肉软弱，而发生上行性双侧肾、输尿管积水，引起肾功能损害，临床表现为食欲缺乏、贫血、血压升高、嗜睡、意识迟钝及氮质血症等；有少数患者的前列腺长期引起梗阻，但未表现任何症状，只在常规体检时发现，所以，对老年人出现原因不明的肾功能不全时，应考虑到 BPH。

4. 膀胱结石

下尿路梗阻，尤其在有剩余尿时，尿液中小的晶粒在膀胱内停留时间延长，成为核心形成膀胱结石，其发生率可达 10% 以上。若合并感染，结石成分为磷酸盐；若不合并感染，结石成分多为 X 线阴性的尿酸盐。膀胱结石可引起会阴痛、尿流突然中断，易合并感染，常有轻重不同的血尿，一些患者只有前列腺综合征而无特殊症状。

5. 其他

膀胱充盈所致的下腹部肿块；下尿路梗阻伴有双侧肾积水的患者，可出现消化不良、恶心、腹胀等胃肠道症状。长期依靠增加腹压来维持排尿，可引起痔、疝及脱肛等。

二、诊断

BPH 的诊断方法很多，根据年龄、病史、症状，选用几项必要的检查，如直肠指诊、B 超、尿流率测定等即可明确诊断。而膀胱镜、CT 扫描、磁共振成像等检查则只限于鉴别诊断时应用。

(一) 病史

凡 50 岁以上男性有排尿困难症状，均应考虑有前列腺增生的可能。老年患者有膀胱炎、膀胱结石或肾功能不全时，虽无明显排尿困难，也应注意有无前列腺增生。

(二) 症状与体格检查

1. 症状评估

包括国际前列腺症状评分 IPSS ($S_{0 \sim 35}$) 和困扰评分 BS ($0 \sim 6$)。

2. 体格检查

(1) 一般体格检查：由于患者年龄大，往往伴随心脑血管疾病、肺部疾病、糖尿病、消化性溃疡等，应引起重视，并进行全面体格检查。腹部检查时应注意耻骨上有无充盈的膀胱，有无腹股沟疝。外生殖器检查时注意尿道口有无分泌物，附睾有无肿大或压痛等。

(2) 直肠指诊：是诊断前列腺增生的重要检查手段，几乎每个以排尿困难为主诉的男性就诊患者，都应做肛门指检。肛门指检可以对前列腺的大小、突入直肠的程度、中央沟是否存在以及前列腺之硬度、有无压痛、是否存在结节、腺体是否固定等做客观的了解，取得第一手临床资料，同时了解肛门括约肌、直肠及精囊情况。有助于前列腺增生的诊断和与其他疾病的鉴别。

直肠指诊患者先排空尿液，最佳体位为膝胸卧位；但亦可站立，腹部靠近检查台一侧弯腰接受检查；年老体弱或重病者可取仰卧或侧卧位。检查者戴好手套或指套，涂润滑剂，嘱患者张口放松，以示指轻轻按揉肛门后缓慢伸入直肠深部进行检查。检查顺序为前列腺、精囊、直肠和肛门。

正常前列腺如栗子大小，平坦，边缘清楚，质韧，均匀有弹性，无结节或压痛，中央沟稍凹陷，两侧叶对称，推移略活动。前列腺增生时腺体可在长度和宽度上增大，表面光滑、边缘清楚、质地中等硬度而有弹性，中央沟变浅、消失或隆起。

(三) B 超检查

B 超检查可以观察前列腺形态和结构,测定前列腺体积和重量,了解膀胱的改变和残余尿,并可提供鉴别诊断的依据,检查时膀胱需要适度充盈,以贮尿 200~300mL 为宜。

1. 检查途径

(1)经腹 B 超检查:这种检查操作简单、无创伤、无痛苦而易为患者接受。可清晰显示 BPH,尤其是凸入膀胱的部分。但对前列腺内部结构分辨度差,由于角度的偏斜也影响前列腺上下径和前后径测量的准确性。一般来说,经腹途径测量前列腺的大小约为正常的 1.2 倍。

(2)经直肠 B 超检查:系采用特别超声波探头插入直肠 5~8cm 处可探及前列腺。目前认为直肠 B 超扫描所测值最为准确,已被临床普遍采用。正常情况下,声像图可见前列腺呈栗子状,左右径大于前后径,左右对称,外有完整的包膜光带,内部回声为均匀而较稀疏的细小光点,而前列腺增生时,可见腺体横、纵径都增大,若中叶增生明显者,可见有凸向膀胱的暗区。腺体内部通常呈均匀低回声,可呈结节性或弥漫性增生,结节可呈等、高或低回声,当个别局限性增生为主时,需与前列腺癌鉴别。

2. 测定前列腺大小

(1)前列腺径线增大:经正中矢状面可获得上下径、前后径,经最大横断面或冠状断面时获得最大横径、前后径。由于检查方法及仪器类型不同,超声测值有所不同,目前认为经直肠检查所测值最为准确。正常横径为 3.5~4.5cm,前后径为 1.5~2.5cm,上下径为 3cm。BPH 以前后径增大为主。

(2)体积及重量增大:正常前列腺呈栗子形,若把它看成近似椭圆体,则用公式: $V=$ 纵径 $\times$ 横径 $\times$ 前后径 $\times 0.523$。若看成球体,则用公式: $V=4/3\pi \times$ 半径 3,也可用连续断面方法:即用直肠探头自上而下每隔 0.5cm 横切前列腺,求出其面积,一系列面积和乘以厚度即为前列腺体积。

正常前列腺重量为 15~20g,大于 40g 通常认为增大。重量公式: $W=V \times 1.05$。 W 为重量,V 为前列腺体积,比重为 1.05。

(3)了解膀胱的改变:下尿路梗阻时,膀胱可出现膀胱壁增厚,表面不光滑,可有肌小梁、憩室形式;膀胱内残余尿增多,严重者可有双肾积水。

（4）超声鉴别诊断：前列腺癌：腺体体积可稍增大、包膜连续性差或中断破坏，外周区可见低回声结节。

慢性前列腺炎：体积增大不明显、包膜增厚连续性尚好，内部回声不均匀。

(四) 残余尿测定

残余尿量测定对判断下尿路梗阻程度和膀胱逼尿肌的功能有重要意义。在初诊时建议测定膀胱残余尿量，并在治疗中和治疗后适当时候也应测定残余尿量，作为评判治疗效果的指标。该项检查最好是通过无创伤的经腹超声进行，超声波检查可了解膀胱的容量，同时可观察膀胱壁的改变及有无膀胱结石、膀胱憩室和前列腺中叶增生。由于残余尿量有较大波动，如初次检查有较多的残余尿，应复查一次。

在前列腺增生早期，由于膀胱逼尿肌可通过代偿以克服增加的尿道阻力，将膀胱内尿液全部排空。正常人残余尿量为 0～10mL。若在 20～40mL 为轻度增生，40～60mL 为中度增生，60mL 以上为重度增生。残余尿达 50～60mL 即提示膀胱逼尿肌已处于早期失代偿状态，如残余尿进行性增加应采取有效治疗措施。

残余尿测量方法有三种：

（1）经腹 B 超检查法：其优点是患者无任何不适感，不引起尿路感染，尤其是在治疗过程中需要反复测残余尿量者更是最佳选择，但残余尿量少时，测量不够准确。测量方法有以下几种。

①数学公式（椭圆球体公式）：$V = 4/3 \pi r_1 r_2 r_3 = 1/6 \pi d_1 d_2 d_3 = 0.5 d_1 d_2 d_3$。

式中：V 为膀胱容量；r_1、r_2、r_3 为膀胱的三个半径；d_1、d_2、d_3 为膀胱的三个直径。

此公式适用于大量残余尿测定，充盈膀胱，形态接近椭圆体，对小量残余尿者不适用。

②经验公式：$V = 5PH$。

式中：V 为残余尿量；5 为常数；P 为膀胱横切面的最大面积；H 为膀胱的高度。

③其他经验公式：膀胱三直径相乘，再乘 0.75。有的以膀胱三个直径的

积作为残余尿量。

（2）导尿法：在患者排尿后，插入导尿管，即可测定残余尿量。若残余尿量较多，应将导尿管留置引流，有助于控制尿路感染和恢复膀胱及肾脏功能。此方法测残余尿准确可靠，但给患者造成不适感，尤在需反复测残余尿时易引起尿路感染。

（3）患者做膀胱镜检时，在检查前先排尿，插入膀胱镜后测定膀胱流出的尿量为残余尿。

（五）国际良性前列腺症状评分（IPSS）和泌尿症状困扰评分（BS）评价

对每位就诊的 BPH 患者治疗前后都要进行 IPSS 和 BS 评分，以便对疗效做出客观评定。按照患者的评分将症状分为轻、中、重三度：0~7 为轻度症状；8~19 为中度症状；20~35 为重度症状。

（六）实验室检查

1. 尿液分析

判定患者有无血尿、脓尿、蛋白尿。合并尿路感染时，应常规做尿液细菌培养和药物敏感试验。

2. 生化检查

严重前列腺增生合并慢性尿潴留，影响肾功能，血中尿素氮、肌酐升高，血红蛋白及红细胞计数下降，甚至电解质紊乱。

（七）尿流率与尿动力学评价

1.BPH 的尿动力学检查

（1）尿流率测定：是用尿流率测定单位时间内自尿道外口排出的尿量，以 ml/s（mL/s）表示，尿流仪记录尿流率的轨迹，称为尿流率曲线。可以判断下尿路梗阻是否存在及其程度，可以确定手术适应证及判断手术后的疗效。尿流率测定的重要参数有：最大尿流率（mL/s）、到达最大尿流率的时间（s）、总排尿量（mL）、总排尿时间（s）、平均尿流率（mL/s），前列腺增生时以上各参数都会发生变化。最大尿流率减少和排尿时间的延长，是客观评价排尿情况最有用的指标，但单项尿流率指标不能直接反映梗阻程度。一些人为因素，如尿量、心理、尿线作用等对检查结果有较大的影响。尿量200 ~ 400mL，男性最大尿流率 Q_{max} ≥ 15mL/s 为正常。Qmax ≤ 10mL/s，排尿功能异常，可能有下尿路的梗阻（前列腺增生及尿道狭窄等）或神经源性膀胱。需注意，当尿量在 200 ~ 500mL 时，测得的最大尿流率较为准确，而尿量少于 200mL 时，其可靠性较小。

（2）充盈性膀胱测压：连续记录膀胱容量 - 压力相互关系和膀胱感觉功能，以判定逼尿肌功能。正常储尿期，膀胱舒张，膀胱内压 ≤ 15cmH₂O，无异常收缩，膀胱感觉正常。若出现无抑制性收缩，膀胱内压过高或膀胱尿意容量过小则分别称为不稳定膀胱、低顺应性膀胱和膀胱感觉过敏。正常排尿期，逼尿肌应呈持续有力的收缩，若逼尿肌收缩压始终 ≤ 15cmH₂O 则应考虑为膀胱无力。

（3）尿道压力图：连续记录储尿期后尿道的长度及后尿道各段压力分布，以判明 BPH 梗阻部位及梗阻程度。从图像上可取得膀胱颈压、膀胱颈长、前列腺压及前列腺近部长（相当于精阜至膀胱颈的长度）、前列腺长、最大尿道压（相当于膜部尿道压力）及尿道关闭面积等。图像形状可分为坡型、梯型、鞍型三种。坡型主要见于前列腺较小者，尤其是男性儿童及青年，鞍型则主要见于 BPH。

（4）压力 / 流率同步检查：同步记录膀胱压和尿流率，用以反映梗阻的最佳方法。常用的参数为计算尿道阻力及逼尿肌收缩能力。

尿道阻力：最小尿道阻力是常用指标之一，它指最大尿流通率时的尿道阻力。膀胱压力高或（和）尿流率低，尿道阻力均将升高均说明存在梗阻。也有用压力和流率参数制作压力流率关系图和压力流率函数关系图以反映尿道阻力。

逼尿肌收缩能力：除开放逼尿肌压、最大逼尿肌压和最大尿流率逼尿肌压等参数外，还有等容积逼尿肌压、逼尿肌开放收缩压、逼尿肌收缩强度和最大逼尿肌收缩速度等参数。这些参数从不同侧面反映逼尿肌收缩功能。

（5）括约肌肌电图测定：主要了解尿道外括约肌功能。因肛门外括约肌与尿道外括约肌同受阴部神经支配，故一般以肛门外括约肌的肌电活动来代表尿道外括约肌。此项检查很少单独使用，常与前述检查联合使用。

2. 尿动力学检查在诊治中的意义

尿流动力学检查对 BPH 的诊断有重要意义，可确定梗阻程度，前列腺部尿道及内、外括约肌阻力，逼尿肌功能状态。根据所测得的尿流率、逼尿肌压力、尿道压力曲线，以及括约肌肌电图等数据，可分析前列腺综合征是因梗阻还是激惹所致，可了解是否存在逼尿肌不稳定、逼尿肌收缩功能和膀胱顺应性改变。

（1）鉴别诊断：许多老年性疾病都有尿频、夜尿及排尿困难等症状，是否这些症状都为 BPH 所致？较多的研究表明，I-PSS 评分并非确定有无尿路梗阻和区分 BPH 和非 BPH 性梗阻的最可靠依据，尿流动力学检查可为下列疾病提供可靠的鉴别诊断。

①膀胱无力：常见于神经损害、糖尿病、肌源性和特发性膀胱无力。这类疾病有排尿困难、膀胱压力很低，但无尿道梗阻，尿道压力及尿道阻力正常。

②逼尿肌 / 尿道括约肌协同失调：其主要特征是逼尿肌收缩排尿时尿道括约肌不松弛或松弛不全，主要见脊髓病变或损害患者，分为逼尿肌尿道内括约肌协同失调和逼尿肌尿道外括约肌协同失调两种。压力肌电图同步检查是确定逼尿肌尿道内括约肌协同失调和逼尿肌尿道外括约肌协同失调的诊断的主要依据。膀胱压 / 电视排尿性尿道造影同步检查出现逼尿肌有力的收缩而膀胱颈不开放是确定逼尿肌尿道内括约肌协同失调诊断的重要依据。神经病变的症状、体征及神经电生理检查对本症状的诊断也是十分必要的。

③不稳定膀胱：老年性痴呆、脑萎缩、脑血管疾病、帕金森病等都可引起不稳定膀胱，这类患者尿频明显，常伴有尿失禁和遗尿。由于患者常在较小的膀胱容量下排尿和有严重的尿不尽感，故产生一系列假性排尿困难症状。不稳定膀胱是导致误诊的常见原因。应仔细询问病史，尤其是排尿次数和每次尿量，确诊有赖于膀胱测压检查。

（2）确定 BPH 梗阻程度和膀胱功能：充盈性膀胱测压、压力流率同步检查、尿流率检查及尿道压力图可准确判定此点，从而指导选择治疗方法。对于梗阻较轻膀胱功能较好者，可考虑较保守性的治疗。

（3）确定逼尿肌功能预测疗效 BPH 术后膀胱痉挛不仅患者非常痛苦，而且是导致术后出血及尿管引流不畅的重要原因。金锡御等研究表明，术前检查有严重的 USB 患者，术后膀胱痉挛较严重，这类病例手术后保留硬膜外麻醉导管，术后经导管定时给予小剂量吗啡，能获得强而持久的止痛和解痉效果。

术前检查有严重 USB 患者，术后可出现较长时期尿频，甚至发生尿失禁。术前检查有膀胱无力、高压性和低压性慢性尿潴留者，术后膀胱造瘘管应多放置一段时间，以利膀胱和上尿路功能恢复。

（4）评价治疗效果：尿流动力学检查具有直观、准确、量化和可比性高的优点，应视为评价治疗效果最为确切的指标。尿流率是最常用的指标之一。Abrams（1994）更强调应用压力 / 流率检查评价疗效。

三、治疗

（一）非手术治疗

1. 观察等待

若症状较轻，不影响生活与睡眠，一般无须治疗，可观察等待，但需门诊随访。一旦症状加重，应进行治疗。

2. 药物治疗包括 α_1 肾上腺素能受体阻滞剂、5a 还原酶抑制剂和植物类药等。

（1）α_1 受体阻滞剂：能有效降低膀胱颈及前列腺平滑肌张力，减少尿道阻力，改善排尿功能。一般用药后数小时至数天即可改善症状，适用于伴有中至重度下尿路症状（lower urinary tract symptom, LUTS）的患者。常用药物有特拉唑嗪、阿夫唑嗪、坦索罗辛等。

（2）5α 还原酶抑制剂：在前列腺内阻止睾酮转变为有活性的双氢睾酮，进而使前列腺体积缩小，改善排尿症状。一般在服药 3~6 个月起效，适用于前列腺体积增大同时伴有中至重度 LUTS 的患者。常用药物有非那雄胺、度他雄胺、依立雄胺。

（3）目前临床普遍应用的植物药有伯泌松、通尿灵、舍尼通等。

（二）手术治疗

经尿道前列腺切除术（transurethral resection of the prostate, TURP）是目

前最常用的手术方式。近年来，经尿道前列腺切除手术和经尿道前列腺激光手术得到广泛应用。开放手术仅在巨大的前列腺或合并巨大膀胱结石者选用，多采用耻骨上经膀胱或耻骨后前列腺切除术。

BPH 的外科治疗适应证包括：①中至重度下尿路症状（LUTS），已明显影响生活质量，经正规药物治疗无效或拒绝药物治疗的患者；②反复尿潴留（至少在一次拔导尿管后不能排尿或 2 次尿潴留）；③反复血尿，5a 还原酶抑制剂无效；④反复泌尿系感染；⑤膀胱结石；⑥继发性上尿路积水（伴有或不伴有肾功能损害）；⑦ BPH 合并膀胱大憩室、腹股沟疝、严重痔疮或脱肛，临床判断不解除下尿路梗阻难以达到治疗效果者，应当考虑外科治疗。

(三) 其他疗法

经尿道球囊扩张术、前列腺尿道支架以及经直肠高强度聚焦超声等对缓解前列腺增生引起的梗阻症状均有一定疗效，适用于不能耐受手术的患者。

四、护理措施

(一) 非手术治疗的护理 / 术前护理

1.急性尿潴留的护理

（1）预防：避免急性尿潴留的诱发因素，如受凉、过度劳累、饮酒、便秘、久坐；指导患者适当限制饮水，可以缓解尿频症状，注意液体摄入时间，如夜间和社交活动前限水，但每日的摄入量不应少于 1500mL；勤排尿、不憋尿，避免尿路感染；注意保暖，预防便秘。

（2）护理：当发生急性尿潴留时，首选置入导尿管，置入失败者可行耻骨上膀胱造瘘；一般留置导尿管 3～7 天，如同时服用 α 受体阻滞剂 3～7 天，可提高拔管成功率。拔管后再次发生尿潴留者，应评估后决定是否择期进行外科治疗。

2.用药护理

（1）α_1 受体阻滞剂：主要副作用为头痛、头晕、直立性低血压等，患者改变体位时应预防跌倒；睡前服用可有效预防副作用。

（2）5α还原酶抑制剂：主要副作用为勃起功能障碍、性欲低下、男性乳房女性化等，必要时遵医嘱用药。

（二）术后护理

1. 膀胱冲洗的护理

术后用生理盐水持续冲洗膀胱1~3天，以防止血凝块形成致尿管堵塞。护理：①冲洗液温度：建议与体温接近，避免过冷或过热。②冲洗速度：可根据尿色而定，色深则快、色浅则慢。③确保通畅：若血凝块堵塞管道致引流不畅，可采取挤捏尿管、加快冲洗速度、调整导管位置等方法；如无效可用注射器吸取无菌生理盐水进行反复抽吸冲洗，直至引流通畅。④观察记录：准确记录尿量、冲洗量和排出量，尿量＝排出量－冲洗量，同时观察记录引流液的颜色和性状；术后可有不同程度的肉眼血尿，随冲洗持续时间的延长，血尿颜色逐渐变浅，若尿液颜色逐渐加深，应警惕有活动性出血，及时通知医师处理。

2. 出血

可分为手术当日出血和继发出血。

（1）手术当日出血：原因：一般是术中止血不完善或静脉窦开放所致。护理：术后患者制动、持续牵拉导尿管、保持冲洗液通畅、防止膀胱痉挛，遵医嘱补液输血等措施多可缓解；如经积极治疗后出血不减轻，或有休克征象，需再次手术止血。

（2）继发出血：多发生在术后1~4周。原因：多由创面焦痂脱落、饮酒、骑车、便秘用力排便引起。护理：如出血伴有尿潴留，延长导尿管留置时间，必要时遵医嘱予以膀胱冲洗、抗炎止血治疗；如患者术后反复血尿，需警惕残留腺体较多，继发感染所致，必要时需再次电切治疗。

3. 经尿道电切综合征

是TURP手术病情最为凶险的并发症。

（1）原因：多因术中冲洗液大量吸收引起，以血容量过多和稀释性低血钠为主要特征。前列腺静脉窦开放、前列腺被膜穿孔、冲洗液压力高、手术时间长（＞90分钟）、使用低渗冲洗液（如蒸馏水）是经尿道电切综合征的危险因素。

（2）表现：①循环系统：早期血压升高、心率快，而后变为血压下降、心动过缓；②呼吸系统：出现肺水肿，表现为呼吸困难、呼吸急促和喘息等；③神经系统：出现脑水肿，表现为头痛、烦躁不安和意识障碍等；④泌尿系统：出现肾水肿，表现无尿或少尿等。

（3）护理：应加强病情观察，如发现患者有上述临床征象，应立即遵医嘱采取下列措施：①急查血清电解质，了解钠离子水平。②静脉注射利尿剂，以促使大量水分排泄，恢复正常血容量。③纠正低渗透压、低钠血症，缓慢静脉滴注3%～5%高渗氯化钠溶液250～500mL，同时密切监测肺水肿情况，根据血清钠离子复查结果和肺水肿改善情况调整剂量。④吸氧，应用面罩加压给氧，改善肺水肿及缺氧状态。⑤抗心力衰竭，血容量增加引起心脏负荷过大，如发生充血性心力衰竭，可酌情应用洋地黄类药物，增加心肌收缩力。⑥有脑水肿征象时，应进行脱水治疗并静脉滴注地塞米松，有助于降低颅内压及减轻脑水肿。⑦抗感染，应用对肾功能无明显损害的抗生素预防感染。

4. 尿失禁

（1）暂时性尿失禁：主要原因包括前列腺窝局部炎性水肿，刺激外括约肌关闭失灵；术前存在不稳定膀胱；术中外括约肌轻度损伤；气囊导尿管误放置在前列腺窝内、压迫外括约肌等。一般可逐渐恢复，膀胱刺激症状明显的患者，遵医嘱口服托特罗定治疗；加强盆底肌锻炼，以利于恢复正常排尿。

（2）永久性尿失禁：由于切割过深损伤尿道外括约肌引起，表现为术后不能控制排尿，尤其站立位时，尿液不自主流出。经过1年治疗及盆底肌功能锻炼仍不能恢复，可基本确诊。姑息治疗一般以用集尿袋或阴茎夹为主。

5. 尿道狭窄

（1）尿道外口狭窄：多因尿道口偏小，电切镜鞘长期压迫，牵拉导尿管的纱布压迫外口致局部坏死、感染形成的狭窄。治疗以外口扩张或切开腹侧尿道外口少许。

（2）膀胱颈挛缩：多由于电切过深，术后膀胱颈瘢痕挛缩狭窄，表现为排尿困难，膀胱镜检查可以确诊。治疗以冷刀切开或再次电切瘢痕组织。

6. 附睾炎

多发生在术后 1~4 周，出现附睾肿大、触痛。前列腺切除术后，由于射精管的开放，因排尿时带有一定数量细菌的尿液逆流进入射精管，从而引起附睾炎。一般经卧床休息、抬高阴囊、应用敏感抗生素治疗多能缓解。

(三) 健康教育

1. 非手术患者健康教育

（1）疾病相关知识教育：对接受观察等待的患者提供 BPH 疾病相关知识，包括下尿路症状和 BPH 的临床进展，特别应该让患者了解观察等待的效果和预后；同时还应该提供前列腺癌的相关知识。

（2）生活方式指导：①改变生活嗜好：避免或减少咖啡因、乙醇、辛辣食物摄入。乙醇和咖啡具有利尿作用，可引起尿量增多、尿频、尿急等症状。②合理的液体摄入：适当限制饮水可以缓解尿频症状，注意液体摄入时间，例如，夜间和出席公共社交场合前限水。但每日水的摄入量不应小于1500mL。③优化排尿习惯：伴有尿不尽症状者可以采用放松排尿、二次排尿和尿后尿道挤压等方法。④精神放松训练：伴有尿急症状者可以采用分散尿意感觉的方法，把注意力从排尿的欲望中转移开，如挤捏阴茎、呼吸练习、会阴加压等。⑤膀胱训练：伴有尿频症状者可以适当憋尿，以增加膀胱容量和排尿间歇时间。⑥伴有便秘者应同时治疗。

（3）合理用药指导：BPH 患者多为老年人，常因合并其他内科疾病同时服用多种药物，应告知患者严格遵医嘱用药。如阿托品、山莨菪碱等抑制膀胱逼尿肌收缩，增加排尿困难。某些降压药物含有利尿成分加重尿频症状。

2. 手术患者健康教育

（1）活动指导：前列腺切除术后 1 个月内避免剧烈活动，如跑步、骑自行车等，防止继发性出血。

（2）康复指导：①肛提肌训练：若有溢尿现象，指导患者继续做肛提肌训练，以尽快恢复尿道括约肌功能。②自我观察：术后若尿线逐渐变细，甚至出现排尿困难者，应警惕尿道狭窄，及时到医院复查。

3. 性生活指导

前列腺经尿道切除术后 1 个月、经膀胱切除术后 2 个月，原则上可恢复性生活。前列腺切除术后可出现逆行射精、不射精、性欲低下等改变。可先采取心理治疗，同时查明原因，再进行针对性治疗。

4. 复查指导

术后 1 个月复查患者总体恢复情况和有无出现术后早期并发症；术后 3 个月复查 IPSS、尿流率检查、残余尿测定，必要时查尿常规、尿细菌培养、PSA、直肠指检。

第五章　血液系统疾病的治疗与护理

第一节　原发免疫性血小板减少症

原发免疫性血小板减少症又称为特发性血小板减少性紫癜（idiopathic thrombocytopenic purpura，ITP），是一种复杂的、多种机制共同参与的获得性自身免疫性疾病，为临床最常见的血小板减少性疾病。主要是由于患者对自身血小板抗原的免疫失耐受，导致血小板受到免疫性的破坏和生成抑制，以致出现程度不等的血小板减少。临床以自发性的皮肤、黏膜及内脏出血，血小板计数减少，骨髓巨核细胞发育、成熟障碍等为特征。发病率为（2～10）/10万，育龄期女性发病率高于同年龄男性，60岁以上男女发病率趋于一致，为60岁以下人群的2倍，且随年龄增加出血风险增加。

一、临床表现

(一) 起病方式

成人ITP多起病隐匿。

(二) 出血的表现

多数患者出血较轻且局限，但易反复发生。主要表现为皮肤、黏膜的出血，如瘀点、紫癜、瘀斑、外伤后不易止血、牙龈出血、鼻出血等。女性患者常出现月经量过多，且可为部分患者唯一的临床症状。尽管严重的内脏出血较少见，但部分患者可因感染等致病情突然加重而出现广泛且严重的皮肤、黏膜出血，甚至内脏出血，也可因高热、情绪激动、高血压等诱发致命性的颅内出血。少数患者可无出血症状。

（三）乏力

部分ITP患者可出现明显的乏力表现。

（四）其他

ITP患者一般无肝、脾、淋巴结肿大。长期月经量过多，可出现不同程度的贫血；出血量过多可引起血压降低或失血性休克；部分患者有血栓形成倾向。

二、诊断

至少2次检查血小板计数减少，但血细胞形态正常；脾无增大；骨髓巨核细胞数增多或正常，有成熟障碍；排除其他继发性血小板减少症。

根据患者病程的长短和血小板减少的严重程度等可将ITP分为五种类型。

（一）新诊断ITP

确诊后3个月内的ITP患者。

（二）持续性ITP

确诊后3~12个月血小板持续减少的ITP患者。

（三）慢性ITP

血小板减少持续超过12个月的ITP患者。

（四）重症ITP

血小板计数 $< 10 \times 10^9/L$，且就诊时存在需要治疗的出血或常规治疗中有新发且较为严重的出血表现者。

（五）难治性ITP

患者已确诊为ITP且同时具备以下条件，脾切除后无效或复发；仍需治疗以降低出血危险；排除其他引起血小板减少症的原因。

三、治疗

对血小板计数 $\geq 30 \times 10^9/L$ 无明显出血倾向 ITP 患者，无症状或皮肤、黏膜仅有少量出血的成人患者，以临床观察和随访为主，一般无须治疗。血小板计数 $< 30 \times 10°$ /L 者可采取以下治疗。

(一) 一般治疗

血小板计数明显减少（$< 20 \times 10^9/L$）、出血严重者应卧床休息，防止外伤。避免应用易致血小板数量降低、血小板功能抑制及引起出血或出血加重的药物。

(二) 糖皮质激素

一般为首选药物，近期有效率约 80%。其作用机制如下。

(1) 减少血小板自身抗体生成及减轻抗原抗体反应。

(2) 抑制单核 - 吞噬细胞破坏血小板。

(3) 降低毛细血管通透性。

(4) 刺激骨髓造血及促进血小板向外周的释放。一般为泼尼松 1.0mg/（kg·d），分次或顿服，血小板升至正常或接近正常后，1 个月内尽快减至最小维持量（≤ 15mg/d）。治疗 4 周无血小板升高者，应迅速减量至停用。

(三) 二线治疗

对病程 3 ~ 12 个月的糖皮质激素依赖或无效的成人 ITP 患者，可选择二线治疗，方法有药物治疗和脾切除。目前，临床多采用非肽类口服血小板生成素受体激动药（TPO-RA）或利妥昔单抗治疗。当药物治疗失败时，根据患者年龄和全身情况，考虑脾切除治疗。

(四) 急症处理

适用于消化系统、泌尿生殖系统、神经系统或其他部位有活动性出血，需要急诊手术的重症 ITP 患者。主要的治疗措施有输注血小板、静脉滴注丙种球蛋白和大剂量甲泼尼龙。

四、护理措施

(一) 有出血的危险

1. 出血情况的监测

应注意观察患者出血的部位、范围和出血量，监测患者的自觉症状、情绪反应、生命体征、意识及血小板计数的变化等，及时发现新发的皮肤、黏膜出血或内脏出血。一旦发现患者的血小板计数 $< 20 \times 10^9/L$ 时，应严格卧床休息，避免外伤。对疑有严重而广泛的内脏出血或已发生颅内出血者，要迅速通知医生，配合救治。

2. 成分输血的护理

对血小板计数 $< 10 \times 10^9/L$ 的重症 ITP 患者，遵医嘱输注浓缩血小板悬液。

(二) 预防感染

长期使用糖皮质激素的患者，服药期间注意避免与感染患者接触，加强口腔、皮肤、肛门及外阴的清洁卫生；衣着宽松舒适，避免皮肤破损；注意观察有无感染征象。

第二节　再生障碍性贫血

再生障碍性贫血（aplastic anemia，AA）简称再障，是一种可能由不同病因和机制引起的骨髓造血功能衰竭症。临床主要表现为骨髓造血功能低下，可见进行性贫血、感染、出血和全血细胞减少。

再障的分类方法较多。根据病因不同可分为遗传性再障（先天性）与获得性再障（后天性）。获得性再障还可根据有无明确诱因分为原发性再障与继发性再障。临床较常用的是根据患者的病情、血象、骨髓象及预后，分为重型再障（severe aplastic anemia，SAA）和非重型再障（non-severe aplastic anemia，NSAA）。其中有学者从重型再障里分出极重型再障（very severe aplastic anemia，VSAA）。

一、临床表现

再障的临床表现与全血细胞减少有关，主要为进行性贫血、出血、感染，但多无肝、脾、淋巴结肿大。

(一) 重型再障 (SAA)

起病急，进展快，病情重。少数可由非重型再障进展而来。

1. 贫血

苍白、乏力、头昏、心悸和气短等症状进行性加重。

2. 出血

皮肤可出现瘀点、紫癜或大片瘀斑，口腔黏膜有血疱，并可出现球结膜出血、鼻出血、牙龈出血等。深部脏器出血时可见呕血、咯血、便血、血尿、阴道出血、眼底出血和颅内出血，后者常危及患者的生命。

3. 感染

多数患者有发热，体温在39℃以上，个别患者自发病到死亡均处于难以控制的高热之中。以呼吸道感染最常见，其次有消化道、泌尿生殖道及皮肤、黏膜感染等。感染菌种以革兰氏阴性杆菌、金黄色葡萄球菌和真菌为主，常合并败血症。

(二) 非重型再障 (NSAA)

起病和进展较缓慢，贫血、感染和出血的程度较重型轻，也较易控制。

二、诊断

通过询问病史，详细了解患者有无特殊药物服用史，放射线或化学物品接触史等，以明确有无相关病因与诱因，并依据以下临床特征做出判断：进行性贫血、出血和感染，无肝、脾和淋巴结肿大；全血细胞减少，网织红细胞百分数 < 0.01，淋巴细胞比例增高；骨髓多部位增生低下或极度低下，三系细胞减少，淋巴细胞及非造血细胞比例增高，骨髓小粒空虚，有条件者做骨髓活检，可见造血组织均匀减少；一般抗贫血治疗无效；排除引起全血细胞减少的其他疾病，如阵发性睡眠性血红蛋白尿、范科尼贫血。

三、治疗

（一）支持疗法

1. 加强保护措施

注意饮食及环境卫生，SAA 需要保护性隔离；避免诱发或加重出血；避免接触导致骨髓损伤或抑制的因素，如放射性物质、苯及其衍生物，停用或禁用有骨髓抑制作用的药物。

2. 对症治疗

（1）控制感染：对于感染性高热的患者，应反复多次进行血液、分泌物和排泄物的细菌培养及药物敏感试验，并根据结果选择敏感的抗生素。必要时可先采用经验性广谱抗生素治疗，再根据细菌培养结果选择敏感的抗生素。对于重症患者，为控制病情，防止感染扩散，多主张早期、足量、联合用药。长期应用广谱抗生素易继发二重感染或导致肠道菌群失调。若发生真菌感染还需同时进行抗真菌治疗。必要时可输注白细胞混悬液。

（2）控制出血：用促凝血药（止血药），如酚磺乙胺等。合并血浆纤溶酶活性增高者可用抗纤溶药物，如氨基己酸（但泌尿系统出血患者禁用，因氨基己酸从肾脏排泄，抑制尿激酶，可引起血凝块，堵塞尿路）。子宫出血可肌注丙酸睾酮。对于出血严重，如内脏出血（包括消化道出血、颅内出血等）或有内脏出血倾向者（如血小板计数 $< 20 \times 10^9/L$），可输注同血型浓缩血小板、新鲜冷冻血浆，效果不佳者可改输 HLA 配型相配的血小板。

（3）纠正贫血：血红蛋白低于 60g/L 伴有明显缺氧症状者，可输注浓缩红细胞。但多次输血会影响其日后造血干细胞移植的效果，因为输注 HLA 不匹配的血制品可能引起同种免疫，增加移植排斥的概率，因此要严格掌握输血指征，尽量减少输血的次数。有条件行异基因 HSCT 的再障患者要及早进行 HLA 配型。

（二）针对不同发病机制的治疗

1. 免疫抑制疗法（immunosuppressive therapy，IST）

主要包括合理应用抗胸腺细胞球蛋白（anti-thymocyte globulin，ATG）、抗淋巴细胞球蛋白（antilymphocyte globulin，ALG）和环孢素。其中 ATG/ALG 联合环孢素的治疗方案已成为目前再障治疗的标准疗法之一。

（1）ATG 和 ALG：具有抑制 T 淋巴细胞或非特异性自身免疫反应的作用，主要用于 SAA 治疗。一般 ATG(兔)3～5mg/(kg·d)，ALG(马)10～15mg/(kg·d)，ALG (猪)20～30mg/ (kg·d)，连用 5 天，每天静脉输注 12～18h。

（2）环孢素：适用于各种类型的再障，与 ATG 或 ALG 合用可提高疗效，被认为是重型再障非移植治疗的一线方案。口服用药，常用剂量 3～5mg/(kg·d)，治疗期间成人血药浓度维持在 100～200μg/L，疗程 1 年以上。用药期间应参照下述情况随时调整用药剂量和疗程。

①患者造血功能及 T 淋巴免疫恢复情况。

②药物不良反应，如肝肾功能损害、牙龈增生及消化道症状等。

③血药浓度等。

（3）其他：可使用 CD3 单克隆抗体、吗替麦考酚酯、环磷酰胺等治疗重型再障。

2. 促进造血

（1）雄激素：适用于各种类型的再障，并为 NSAA 的首选治疗。其作用机制是刺激肾脏产生促红细胞生成素，并直接作用于骨髓，促进红细胞生成。长期应用还可促进粒细胞系统和巨核细胞系统细胞的增生。常用药物如下。

①司坦唑醇 2mg，每天 3 次口服。

②达那唑 0.2g，每天 3 次口服。

③十一酸睾酮 40～80mg，每天 3 次口服。

④丙酸睾酮 100mg/d，肌注。用药期间也应根据药物的疗效和不良反应(男性化、肝功能损害等)调整剂量及疗程，定期复查肝功能。

（2）造血生长因子：适用于各种类型的再障，尤其是重型再障（SAA）。单用无效，多作为辅助性药物，在免疫抑制治疗时或之后应用，有促进骨髓恢复的作用。常用药物主要有：粒细胞 - 巨噬细胞集落刺激因子（GM-CSF）或粒系集落刺激因子（G-CSF），剂量为 5μg/ (kg·d)；重组人促红细胞生成素（EPO），常用 50～100U/ (kg·d)。疗程以 3 个月以上为宜。艾曲波帕（eltrombopag）是血小板生成素受体激动药，临床已用于难治性 SAA 的治疗。

重组人血小板生成素（thrombopoietin，TPO）及白细胞介素 11（IL-11）也可与免疫抑制治疗联合有效治疗再障。

一般情况下，免疫抑制治疗有效的 SAA 多在 1 个月以后才表现出血液学反应，绝大多数发生在前 4 个月。对于 NSAA 常使用环孢素联合雄激素进行治疗，疗程至少 4～6 个月。药物治疗有效的表现是：1 个月左右网织红细胞开始上升，随之血红蛋白升高，经 3 个月后红细胞开始上升，而血小板上升则需要较长时间。因此，治疗期间应定期复查血象，了解血红蛋白、白细胞计数及网织红细胞计数的变化。

四、护理措施

(一) 病情监测

(1) 密切观察患者的体温变化，若出现发热，应及时报告医师，准确、及时地给予抗生素治疗，并配合医师做好血液、痰液、尿液及大便等标本的采集工作。

(2) 密切观察患者生命体征及病情，皮肤、黏膜、消化道及内脏器官有无出血倾向。

(二) 一般护理

(1) 病房保持空气流通，限制陪伴探视，避免交叉感染。医护人员严格无菌操作，避免医源性感染。

(2) 由于高热状态下唾液分泌较少及长期使用抗生素等，易造成细菌在口腔内滋长，因此必须注意口腔清洁，饭前、饭后、睡前、晨起时漱口。

(3) 保持皮肤的清洁干燥，勤换衣裤，勤剪指甲，避免造成皮肤黏膜的损伤，睡前用 1∶5000 的高锰酸钾溶液坐浴，每次 15～20 分钟，保持大便的通畅，避免用力排便、咳嗽，女性患者同时要注意会阴部的清洁。

(三) 饮食护理

嘱患者进食高热量、高维生素、高蛋白、易消化的饮食，避免食物过烫、过硬、刺激性强，以免引起口腔及消化道的出血。对于发热的患者应鼓励多饮水。

(四) 输血的护理

重度贫血 Hb < 50 g/L 伴有头晕、乏力、心悸时，遵医嘱输注红细胞悬液。输血前，向患者讲解输血的目的、注意事项及不良反应，经两人三查八对无误后方可输注。输血中密切观察患者有无输血反应。输血前 30 分钟，输血后 15 分钟及输血完成后分别记录患者生命体征。输血时记录脉搏和呼吸，并记录血型和输血量。

(五) 发热的护理

定时测量体温，保持皮肤清洁干燥，及时更换汗湿的衣物、床单、被套。给予物理降温如温热水擦浴，冰袋放置大动脉处；一般不用乙醇溶液擦浴，以免引起皮肤出血。协助患者多饮水，遵医嘱使用降温药和抗生素。

(六) 出血的预防及护理

嘱患者避免外伤及碰撞，预防皮肤损伤。使用软毛牙刷刷牙，勿剔牙，避免损伤牙龈，引起牙龈出血，勿挖鼻孔，使用清鱼肝油滴鼻，避免鼻腔干燥出血。保持排便通畅，勿用力排便，预防颅内出血的发生。护理操作时，动作轻柔，避免反复多次穿刺造成皮肤损伤，拔针后延长按压时间。血小板 $<5 \times 10^9$/L 时尽量避免肌内注射。颅内出血的患者应平卧位休息，头部制动，有呕吐时及时清理呕吐物，保持呼吸道通畅。密切观察患者的生命体征、意识状态、瞳孔大小变化，准确记录 24 小时出入量。遵医嘱静脉输入止血药、脱水剂及血小板。

(七) 药物指导及护理

向患者讲解应用雄激素、环孢素的治疗作用及不良反应 (向心性肥胖、水肿、毛发增多、女性男性化等)。长期肌内注射丙酸睾酮可引起局部硬结，注射部位要交替进行，可进行局部热敷，避免硬结产生。使用 ATG/ALG 时首次要做皮试，输注速度不宜过快，输注过程中密切观察有无不良反应。

(八) 心理护理

向患者及家属讲解疾病的病因，临床表现及预后，取得患者及家属的信任。增加与患者的沟通与交流，了解患者的真实想法。介绍一些治疗效果及心态良好的患者与其交谈，使患者正确面对疾病，树立战胜疾病的信心，积极配合治疗护理。

第三节　溶血性贫血

溶血性贫血（hemolytic anemia，HA）指红细胞遭到破坏、寿命缩短，超过骨髓造血代偿能力时发生的一组贫血。临床主要表现为贫血、黄疸、脾大、网织红细胞增高及骨髓红系造血细胞代偿性增生。骨髓具有正常造血能力 6~8 倍的代偿潜力。当红细胞破坏增加而骨髓造血能力足以代偿时，可以不出现贫血，称为溶血状态。我国溶血性贫血占全部贫血的 5% 左右，个别类型的溶血性贫血具有较强的民族或区域性分布的特点。

一、临床分类

溶血性贫血按红细胞被破坏的原因可分为遗传性和获得性两大类；按溶血发生的场所可分为血管外溶血和血管内溶血；按发病机制可分为红细胞内结构异常或缺陷的溶血与红细胞外环境异常所致的溶血，前者主要与遗传因素有关，后者多由获得性因素引起，此分类体系在临床上较常用。此外，按临床表现还可分为急性溶血和慢性溶血。

二、临床表现

虽然溶血性贫血的病种繁多，但其具有某些共同特征。临床表现主要与溶血过程持续的时间和溶血的严重程度有关。

(一) 急性溶血

多为血管内溶血。起病急骤，突发寒战，随后出现高热、腰背与四肢酸痛、头痛、呕吐、酱油色尿和黄疸等。这是由于短期内大量血管内溶血，其分解代谢产物对机体的毒性作用所致。严重者还可发生周围循环衰竭、急性肾损伤。可见于输血错误、葡萄糖 -6- 磷酸脱氢酶（G-6-PD）缺乏症等所致的溶血。

(二) 慢性溶血

多为血管外溶血。起病缓慢，症状较轻，以贫血、黄疸、脾大为特征。重症患者可因骨骼变形而出现特殊面容，如严重的地中海贫血。由于长期高胆红素血症，可并发胆石症和肝损害。少数患者可出现慢性、复发性及难愈性的双小腿中下部及外踝的皮肤溃疡。在慢性溶血过程中，可因某些诱因，如感染（尤其是微小病毒 B19 感染）等导致急性骨髓造血功能衰竭，主要表现为短期内贫血急剧加重，网织红细胞由明显增高转变为极度减少或缺如，并伴有不同程度的白细胞及血小板减少，骨髓增生低下，称为一过性再生障碍危象（transient aplastic crisis，TAC）。本病预后良好，多数患者可于 1 ~ 2 周内自行恢复。

溶血性黄疸主要与血中游离胆红素浓度增高有关，皮肤多呈柠檬黄色，不伴有皮肤瘙痒。有无黄疸及其严重程度取决于溶血的速度、严重程度以及肝脏摄取、转换游离胆红素的能力。

三、诊断

根据贫血、黄疸、脾大或血红蛋白尿等溶血的临床表现，实验室检查提示有红细胞破坏，骨髓中幼红细胞代偿性增生及红细胞寿命缩短的证据，可做出初步诊断。询问病史有无引起溶血的病因，红细胞内在缺陷的检测，可进一步明确溶血性贫血的原因和类型。

四、治疗

(一) 病因治疗

尽快去除诱因与病因，积极治疗原发病。如为异型输血所致，应立即停止输血；若为药物引起者，停药后病情可能很快缓解；感染所致溶血性贫血在控制感染后，溶血即可终止。

（二）糖皮质激素及免疫抑制剂

主要用于免疫性溶血性贫血，糖皮质激素还可用于阵发性睡眠性血红蛋白尿。常用的糖皮质激素有泼尼松、氢化可的松；免疫抑制剂有环磷酰胺、硫唑嘌呤、甲氨蝶呤、环孢素等。因这类药物作用局限，不良反应多，应严格掌握适应证，避免滥用。

（三）脾切除

适用于血管外溶血。对遗传性球形红细胞增多症效果较好，贫血可能永久改善。对需要大剂量激素维持的自身免疫性溶血性贫血、丙酮酸激酶缺乏症及部分地中海贫血，也可考虑使用。

（四）成分输血

输血可暂时改善患者的一般情况，是起效最快的缓解症状的治疗方法。但对自身免疫性溶血性贫血或 PNH 患者可加重溶血，故应严格掌握输血的指征，必要时选择洗涤红细胞。重症地中海贫血的患者需长期依赖输血，但多次输血可导致血色病。因此，宜输注浓缩红细胞，并可使用铁螯合剂，以促进铁的排泄。

（五）其他

适当增加各种造血物质的补充，以满足机体造血功能代偿性增强的需求，如铁、叶酸、蛋白质等。对 PNH 患者，补铁有加重溶血的可能，要慎重。

（六）中药治疗

包括中药复方制剂、中药单味药、中药单体成分等，临床用药可采取化学药物结合中药的治疗方法，以降低化学药物的毒副作用，发挥中药协同增效的作用，有利于患者的康复。

五、护理措施

(一) 饮食指导

避免进食一切可能加重溶血的食物或药物，鼓励病人多喝水、勤排尿，促进溶血后所产生的毒性物质排泄，同时也有助于减轻药物引起的不良反应。

(二) 用药护理

遵医嘱用药，并注意观察药物的疗效，减少和预防不良反应，如应用糖皮质激素应注意预防感染；环磷酰胺应预防出血性膀胱炎，减轻胃肠道反应；应用环孢素应定期检查肝、肾功能。

(三) 输血护理

输血时，应严格执行操作规程；严密观察病情及时发现各种不良反应，并协助医生处理。

第四节 血友病

血友病是一组遗传性凝血因子缺乏而引起的出血性疾病。主要包括血友病 A 和血友病 B，其中血友病 A 是临床最常见的遗传性出血性疾病，占血友病的 85%。血友病以阳性家族史、幼年发病、自发或轻微外伤后出血不止、血肿形成、关节腔出血为临床特征。血友病发病率为 (5～10) /10 万。

一、临床表现

血友病的临床表现取决于其类型及相应的凝血因子缺乏的严重程度，主要表现为出血和局部血肿形成所致的压迫症状与体征。

(一) 出血

出血是血友病患者最主要的临床表现。出血多为自发性或轻度外伤、小手术（如拔牙、扁桃体摘除）后出血不止，其中血友病 A 出血较重，血友病 B 较轻。患者的出血具有以下特征。

（1）与生俱来并伴随终身。

（2）常表现为软组织或深部肌肉内血肿。

（3）负重关节（如膝关节）反复出血，最终形成血友病性关节炎，表现为关节肿胀、僵硬、畸形，可伴有骨质疏松、关节骨化及相应的肌肉萎缩。

（二）血肿压迫的表现

血肿形成压迫周围神经，可出现局部疼痛、麻木及肌肉萎缩；压迫血管可造成相应部位组织的瘀血、水肿或缺血、坏死；口腔底部、咽后壁、喉及颈部软组织出血及血肿形成，可压迫或阻塞气道，可引起呼吸困难甚至窒息；腹膜后出血可引起麻痹性肠梗阻；输尿管受压可引起排尿障碍。

二、诊断

根据患者起病年龄（幼年）、性别特征（男性）、符合 X 性染色体隐性遗传家族史及出血的特点，结合相关实验室检查，如出血时间、凝血时间、血小板计数正常，APTT 延长，F Ⅷ活性或 FIX 活性减低或缺乏，可明确疾病和类型的诊断。

三、治疗

治疗原则是以替代治疗为主的综合治疗。

（一）一般治疗

包括加强自我防护，预防损伤性出血，及早有效地处理出血，避免并发症的发生，出血严重的患者提倡预防治疗。

（二）替代疗法

即补充缺失的凝血因子，为防治血友病患者出血最重要的措施。

1.常用制剂

F Ⅷ制剂主要有 FV Ⅷ的浓缩剂或基因重组的纯化 F Ⅷ（rF Ⅷ）、冷沉淀物（F Ⅷ的含量高于血浆 5 ~ 10 倍）；F Ⅸ制剂主要有凝血酶原复合物（含 F Ⅸ、Ⅹ、Ⅶ和Ⅱ）、F Ⅸ浓缩剂或基因重组的纯化 F Ⅸ（rF Ⅸ）。

2. 常用剂量

每公斤体重输注 1IU 的 F Ⅷ能使体内 F Ⅷ：C 提高 2% ；每公斤体重输注 1IU 的 F Ⅸ能使体内 F Ⅸ：C 提高 1%。凝血因子补充量的计算公式为：

F Ⅷ剂量（IU）= 体重（kg）× 所需提高的活性（%）÷ 2

F Ⅸ剂量（IU）= 体重（kg）× 所需提高的活性（%）

血友病患者能达到最低止血要求的凝血因子水平为 F Ⅷ：C 或 F Ⅸ：C 的活性在 20% 以上。如患者有中度以上出血如关节腔出血、颅内出血或需进行中型以上手术者，应提高到 40% 以上。

3. 用法

由于 F Ⅷ、F Ⅸ的半衰期分别为 8 ~ 12 小时、18 ~ 24 小时，故补充 F Ⅷ需连续静脉滴注或每天 2 次，补充 F Ⅸ每天 1 次即可。

(三) 其他药物治疗

1. 去氨加压素

为半合成的抗利尿激素，可促进内皮细胞释放储存的 F Ⅷ和 vWF。可用于轻症血友病 A 患者，血友病 B 患者无效。用法为 0.3 μg/kg，30 ~ 50mL 生理盐水稀释后快速静脉滴注，每 12 小时 1 次。

2. 抗纤溶药物

能保护已形成的血凝块不溶解而发挥止血作用。常用的药物有氨基己酸、氨甲环酸等。

(四) 其他治疗

如家庭治疗、外科治疗、基因治疗等。血友病患者的家庭治疗在国外应用广泛，除传授注射技术外，还向患者和家属传授血液病学、矫形外科、物理治疗、精神心理治疗和血液传播疾病的知识等；对于关节强直、畸形的患者，可在补充足量相应凝血因子的基础上行关节成形术或置换术；基因治疗在实验研究中已取得成功，临床应用有待进一步研究。

四、护理措施

(一) 心理护理

血友病是一种终生性出血性疾病，反复出血，患者及其家属易产生悲观、绝望情绪，从而放弃治疗。护士应与患者进行沟通，解除患者焦虑、恐惧、自卑及严重情绪不安状态，帮助患者树立信心。与患者及其家属共同制订护理计划，以便给患者提供持续性护理。鼓励患者参加非创伤性活动，提高生活质量。提供有关血友病的医疗信息，并告知患者及其家属，血友病作为一种单基因疾病，随着基因技术迅速发展，不久的将来应用基因治疗将会得以治愈。

(二) 病情观察

(1) 注意观察患者可能出现的一些出血特征，观察易出血部位的皮肤，如发现患者精神倦怠、乏力，局部疼痛、皮温增高，应警惕有出血可能，及时采取措施，并及时记录。

(2) 注意观察和警惕大出血，特别是隐匿性的大出血或重要脏器出血，如咽颈部出血、中枢神经系统出血、腹膜后出血、深部撕裂伤口出血等。

(3) 密切观察生命体征，尤其血压及血红蛋白的变化。

(三) 急性出血期的护理

(1) 及时补充缺乏的凝血因子：可选用针对不同类型血友病输注新鲜冷冻血浆、冷沉淀物、FVOI 浓缩剂、凝血酶原复合物等。治疗根据患者所缺乏凝血因子种类每日 1~2 次。

(2) 注意休息：急性出血期患者应卧床休息。若为关节出血，则应抬高患肢，并将患肢放在较舒服的功能位置，以防止或对抗痉挛姿势的出现。膝关节出血时，可在膝下垫一个垫子或使用垫托夹板。肘关节出血时可用吊带吊起上臂或用绷带包裹，但不能太紧，以防血液循环不畅。颈部出血应注意患者的呼吸情况，尿血者嘱多饮水。

(3) 冷敷：出血早期，冷敷可使局部血管收缩，利于止血。用湿毛巾包裹冰袋或冰块置于患处。冰敷每次不超过10分钟，每日3～4次。冷敷时应密切观察，以防冻伤。

（4）其他严重出血护理：对腹腔内出血的患者，要密切注意休克的发生，随时观察其生命体征，注意脉搏、呼吸、血压、神志及瞳孔的变化。消化道出血者应观察呕血或便血量，予以记录。泌尿系统出血者，应观察尿颜色、尿量及有无血块堵塞症状。广泛的肌肉、皮下出血时，可局部加压、冷敷以利于止血止痛。对于肌肉、皮下出血形成的血肿不得用针吸。咽喉或颈部的皮下、肌肉出血应密切观察血肿压迫情况，保持呼吸道通畅。颅内出血应进行脱水治疗降低颅内压。

（5）关节功能训练：关节疼痛缓解后，鼓励患者积极进行关节功能训练。小心活动患处关节，开始时活动幅度不宜过大，遵守循序渐进的原则。恢复期可进行按摩，以改善局部血液循环，消除肿胀，促进肢体功能恢复，按摩应轻柔缓慢，以防引发新的出血。

五、健康指导

（一）疾病预防指导

本病目前尚无根治方法，因此预防更为重要。建立遗传咨询、严格婚前检查和加强产前诊断，是减少血友病发病率的重要措施。对于有家族史的患者，婚前应常规进行血友病的遗传咨询；做好婚前检查，不仅可发现血友病患者，也可发现血友病基因的女性携带者；血友病患者及女性携带者不宜婚配，已婚者应避免生育，以减少本病的遗传；为了减少血友病患儿的出生，女性携带者均应进行产前诊断。一般于妊娠第16周左右进行羊水穿刺，确定胎儿性别及基因表型，从而明确胎儿是否为血友病患儿，决定是否终止妊娠。

（二）疾病知识指导

目的在于充分调动患者及家属的主观能动性，使其积极配合治疗和康复。向患者及家属介绍疾病的原因、遗传特点、主要表现、诊断与治疗的主要方法与预防等，说明本病为遗传性疾病，需终身治疗，并应预防出血的发生；指导患者及家属掌握预防出血的相应措施；提供有关血友病社会团体的信息，鼓励患者及家属参与相关的社团及咨询活动，通过与医护人员或患者间的信息交流、相互支持，共同应对这一慢性病给患者及家庭带来的困难与烦恼。

(三) 病情监测指导

患者应学会自我监测出血症状与体征，如碰撞后出现关节腔出血表现、外伤后伤口的渗血情况等。一旦发生出血，常规处理效果不好或出现严重出血，如关节腔出血等，应及时就医。

(四) 出血的应急处理指导

指导患者及家属掌握常见出血部位的止血方法。有条件者，可教会患者及家属注射凝血因子的方法，以便紧急情况下及时处理严重出血。告知患者外出或远行时，应携带血友病的病历卡，以备发生意外时可得到及时救助。

参考文献

[1] 张俊英.精编临床常见疾病护理 [M].青岛：中国海洋大学出版社，2021.

[2] 尉伟.常见疾病诊疗与临床护理 [M].广州：世界图书出版广东有限公司，2021.

[3] 杨杰.现代临床专科护理新进展 [M].开封：河南大学出版社，2020.

[4] 胡曰波.实用胸心血管外科学 [M].昆明：云南科学技术出版社，2020.

[5] 李美娟.现代临床常见病护理学 [M].昆明：云南科学技术出版社，2020.

[6] 徐迎佳.心血管内科疾病诊断与治疗 [M].上海：上海科学技术文献出版社，2023.

[7] 张艳.新编实用临床护理学 [M].青岛：中国海洋大学出版社，2021.

[8] 金静芬.急诊护理专科实践 [M].北京：人民卫生出版社，2021.

[9] 任珊珊.临床外科常见病诊断与治疗 [M].上海：上海科学普及出版社，2023.

[10] 唐亮.临床内科常见疾病治疗与护理 [M].北京 / 西安：世界图书出版公司，2020.

[11] 颜秀梅.实用神经系统护理指南 [M].长春：吉林科学技术出版社，2020.

[12] 彭德飞.临床危重症诊疗与护理 [M].青岛：中国海洋大学出版社，2020.

[13] 于方谭.现代临床神经内科学 [M].南昌：江西科学技术出版社，

2020.

[14] 王虹 . 实用临床护理指南 [M]. 天津：天津科学技术出版社，2020.

[15] 姜崴 . 心血管疾病临床护理 [M]. 沈阳：辽宁科学技术出版社，
2020.

[16] 王艳 . 常见病护理实践与操作常规 [M]. 长春：吉林科学技术出版
社，2020.

[17] 付海柱 . 泌尿外科临床医学 [M]. 昆明：云南科技出版社，2020.

[18] 李欣吉 . 实用内科疾病诊疗常规 [M]. 青岛：中国海洋大学出版社，
2020.

[19] 赵安芝 . 新编临床护理理论与实践 [M]. 北京：中国纺织出版社，
2020.

[20] 张兆云 . 新编临床护理学研究 [M]. 北京：中国纺织出版社，2020.

[21] 张红 . 实用内科诊疗学 [M]. 长春：吉林科学技术出版社，2022.

[22] 王秀萍 . 临床内科疾病诊治与护理 [M]. 西安：西安交通大学出版
社，2022.

[23] 王丽 . 实用内科疾病诊治与护理 [M]. 长春：吉林科学技术出版社，
2022.

[24] 唐亮 . 临床内科常见疾病治疗与护理 [M]. 西安：世界图书西安出
版公司，2020.